# MOSAÏQUE

### OU

## LETTRE A M. RÉCAMIER,

*Professeur de Clinique interne à la Faculté de Paris,*

A PROPOS

DE LA MALADIE DE MADAME DEVILLE DE BRIEULLES (MEUSE),

## Par B. N. Simon,

CHIRURGIEN A DUN-SUR-MEUSE.

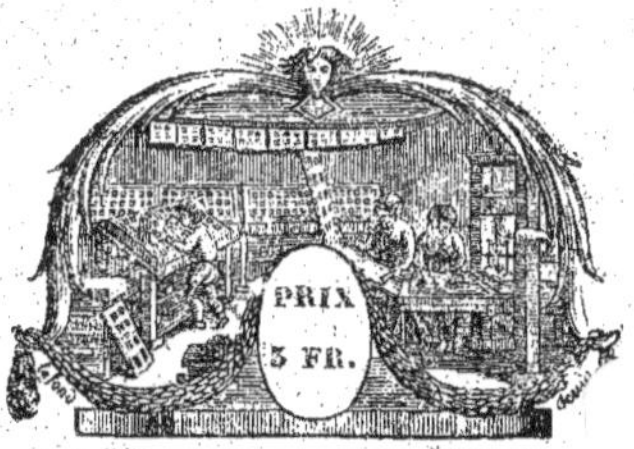



## Verdun.

—

LIPPMANN, IMPRIMEUR ET LITHOGRAPHE.

# MOSAÏQUE

OU

# LETTRE A M. RECAMIER.

# MOSAIQUE

## OU

## LETTRE A M. RECAMIER,

**Professeur de Clinique interne à la Faculté de Paris,**

### A PROPOS DE LA MALADIE DE MADAME DEVILLE DE BRIEULLES (MEUSE);

## Par B. P. SIMON,

*Chirurgien à Dun-sur-Meuse.*

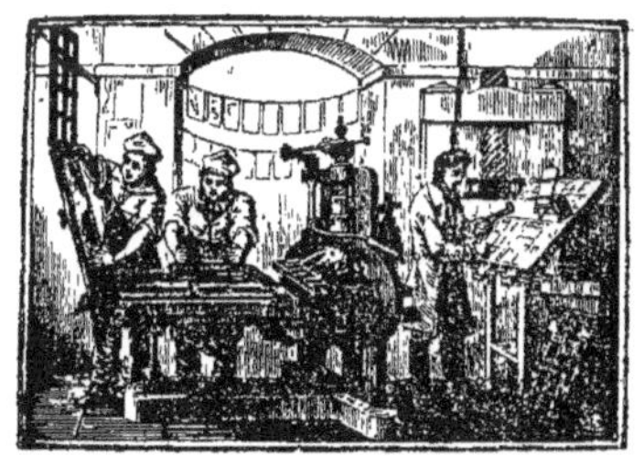

## VERDUN.

—

LIPPMANN, IMPRIMEUR ET LITHOGRAPHE.

1837.

# DÉFENSE.



À Monsieur le Président et à Messieurs les Juges du tribunal civil de Montmédy, ( Meuse. )

*MM.*

Il répugne toujours à la délicatesse des médecins, de réclamer en justice la quotité de leurs honoraires, et j'eusse préféré, sans doute, garder le silence sur l'ingratitude que nous recueillons trop souvent, mais aujourd'hui, cette ingratitude de la part de quelques héritiers de Madame DEVILLE, car il est vrai de dire, et je le fais avec plaisir, d'en excepter Madame BERNIER DE CUNEL, son fils, jeune et brillant officier et qu'une maladie nerveuse a forcé de quitter à la fleur de son âge une carrière où il s'était déjà fait remarquer, Monsieur et Madame RAMBOURG. Cette ingratitude, dis-je, est si manifeste, elle est si vile et si coupable, que j'ai cru devoir m'adresser à vous, et trouver dans la loi, ou au moins dans la publicité, les moyens de la punir.

Je suis né dans cette partie de la Champagne, où on se rappelle les sages leçons de M. Bonsens, professeur de Rhétorique, qui nous disait toujours : *En fait d'éloquence, il faut bien distinguer celle qui convient à l'orateur parlant dans la place publique à la multitude, comme aux petits maîtres et à la canaille réunis dans le marché de la ville d'Athènes, et celle qui est propre à l'orateur parlant dans le sénat, distinguez bien aussi, disait-il, l'orateur par-*

*lant au peuple entier sur un sujet politique qui intéresse tout le peuple, de l'orateur qui plaide le procès d'un particulier, l'art dans toutes ces circonstances, est très-différent, et c'est grande sottise que d'en confondre les préceptes.* Telle était, MM., l'opinion de M. Bonsens, que tant de nos Champenois, qui se sont adonnés à la belle étude du droit, qui conduit à tout, en ayant eu le soin de distinguer, comme il le répétait sans cesse, le pays, le temps, les circonstances où l'on se trouve, et l'espèce de gens que les orateurs ont à émouvoir, brillent au barreau, dans les réunions préparatoires des colléges électoraux, où leurs jeunes talens viennent s'essayer, et à la chambre des Députés. Mais moi, qui me connaissais assez bien, et qui sentais trop que je ne pouvais qu'entendre le professeur, et être sensible à ses accents sans qu'il pût m'être donné de mettre jamais ses excellentes leçons en pratique, je me suis trop innocemment livré corps et bien dans la carrière médicale, qui ne mène à rien, si-non au dégoût, à la déconsidération et à la misère, parceque j'avais assez de logique pour croire que comme en éloquence, qui a tant de nobles attributs, toujours vive entraînante, il y avait des degrés et des nuances différentes aussi dans les autres arts, en stratégie, en peinture, en médecine, et pour ne parler que des deux derniers, il me semble, que portraits pour portraits, celui peint à l'huile est autant au-dessus d'une gentille miniature, qu'un peintre d'histoire est au-dessus d'un dessinateur ou d'un simple paysagiste ; et qu'en pratique médicale surtout, quoique toujours muette autant toute fois qu'elle est heureuse. Car.... et le plus souvent encore si mal jugée !!!!..., il fallait aussi comme en éloquence distinguer le pays, le temps, les circonstances où l'on se trouve, l'espèce de gens et de maladies que les médecins doivent traiter, qu'il en est de si bien caractérisées, qu'aucun esprit droit ou de travers ne peut méconnaître, et dont la véritable nature, l'avenir et le traitement ne peuvent être controversés, qu'il en était d'autres qui exigeaient pour être reconnues et bien traitées de la pénétration et de l'expérience, aidées d'une excellente théorie, et que dans une consultation médicale surtout, il fallait avoir égard à toutes ces circonstances, et que ce serait *grande sottise* que d'en confondre *les préceptes* ou mieux encore de ne pas en sentir les *contrastes*, et que, toutes pour porter ce nom commun de *consultation*, étaient bien différentes entre elles, qu'il n'en est pas en effet de ceux de ces malades dont les affections n'offrent que des caractères indécis, quoiqu'insolites, et que le sage et savant Pinel désignait être seulement dans un état douteux de santé, de ceux mêmes qui exigeaient un traitement très-rationel, mais que l'on peut suivre tous les jours, tous les momens, et dont l'expérimentation met l'artiste sur la voie de la guérison, d'avec ceux comme Madame Deville, mon opulente cliente, dont je vais avoir l'honneur de vous soumettre la consultation, ou mieux l'esquisse, le léger opuscule que j'ai fait pour elle, et que dans l'espoir où elle était de prolonger une existence, qu'elle croyait sûrement chère à ses héritiers, et je ne sais aussi encore à quelle amitié, car, sans plaisanter, elle se croyait auprès de moi à la Fontaine de Jouvence, et elle paraissait, quoiqu'elle ne fut rien moins que prodigue, dit-on, disposée à faire tous les sacrifices pécuniaires possibles, pour l'adresser aux plus grandes illustrations médicales, afin d'avoir leur opinion sur son etat, qu'elle semblait tout à la fois désirer et craindre de connaître.

M. GUYOT, fils, qui a bien voulu se charger de ma défense, et que je prie ici de vouloir bien agréer mes remerciemens pour toutes ses bontés à mon égard, vous a dejà fait valoir des considérations étrangères au mérite intellectuel, quel qu'il puisse être de cette consultation, et pour lequel j'ai cru devoir en appeler devant vous.

*MM.*

Quand on considère, malgré notre nombreuse littérature médicale, que depuis trois mille ans, les Médecins disputent encore sur les points les plus importans de leur science, pouvais-je croire quand des Docteurs, car moi, je n'ai pas l'avantage de l'être, je ne suis qu'un de ces officiers de santé sur le compte desquels, et surtout puisqu'il est du métier, M. Prunelle eut dû plutôt qu'un autre se taire à la tribune, et qu'enfin une circonstance unique amène fortuitement devant vous pour y soutenir quelque chose de mieux, peut-être, qu'une thèse, pouvais-je croire, dis-je, qu'ils seraient tout-à-coup et comme par enchantement devenus unanimes sur le diagnostic, la durée, la terminaison de la maladie de ma consultante, et surtout, car ce sera encore longtemps parmi nous une pomme de discorde pour ne pas dire de plus, sur son mode de traitement à suivre ?· Non sans doute; hé bien, c'était précisément sur un de ces points si importans de haute médecine que j'avais à consulter, j'ai dû dès-lors et nécessairement entrer dans beaucoup de détails, d'autant plus que je suis entièrement ignoré; et comme je pensais avec quelque raison qu'une polémique médicale ne manquerait pas de s'engager, j'ai dû faire de mon mieux et cru devoir prendre l'initiative, car la malade aurait pu déjà être oubliée depuis longtemps avant peut-être que nous ne nous fussions jamais trouvés deux complètement d'accord.

On aurait pourtant tort de conclure et d'arguer de mon exposé et de ma légère et innocente plaisanterie que je fais ici l'esprit fort, que je semble ne pas croire à la médecine, et que par conséquent la modique somme de 100 francs, que je réclame à une riche succession collatérale est encore d'un prix trop élevé pour une consultation, dans un art que je parais ne vous montrer que comme entaché de contradictions et d'incertitudes. Non, MM. car je n'aime pas plus les esprits forts en médecine qu'en philosophie; mais on peut être dans un doute raisonné et ennemi des méthodes exclusives, car il est naturel et de bon goût même aujourd'hui de se montrer éclectique, sans pour cela ne pas croire à la médecine : moi au contraire, je crois fermement à la science de Sydenham et de Cabanis, et j'en aime autant l'étude que j'en déteste cordialement la pratique, et dont le refus rien moins que poli que me font quelques-uns des collatéraux de Madame DEVILLE, et surtout M. BERNIER, le paladin de la succession, de me payer d'aussi chétifs honoraires, n'est encore qu'un des mille et un échantillons du dégoût qu'elle entraîne, et je puis ici, sans craindre de paraître indiscret, faire par rapport à la science que j'exerce et que j'étudie, une profession de foi bien sincère, c'est que réellement, franchement, son étude est attrayante, bien plus que l'on ne croit communément dans le monde, qui s'imagine !.... car depuis que des médecins-philosophes ont appliqué à la médecine la méthode de l'analyse, et qu'à l'exemple des botanistes, ils ont distingué d'une manière si naturelle et si savante les maladies, en classes, ordres, genres et espèces, en se fondant invariablement sur les rapports de structure, ou des fonctions organiques des parties, elle a marché à côté des autres branches si séduisantes de l'histoire naturelle, comme la physique, la chimie et la philosophie-morale ses utiles et brillans accessoires....... Et, si la médecine enfin, qui a commencé et ne finira qu'avec nous, est encore aujourd'hui si imparfaite, c'est qu'il ne nous sera jamais permis que de soulever un coin du voile qui couvrira toujours la mystérieuse nature, et puis d'ailleurs, elle a cela de commun avec toutes les institutions et les connaissances humaines ; c'est qu'enfin il n'y a d'absolument vrai, exact, positif, sur notre tournante planète, où nous sommes certains de si peu de choses, que les mathématiques, et que si la médecine a été de tous temps l'objet des sarcasmes et si souvent de fines plaisanteries des écrivains, c'est peut-être parce qu'elle intéresse plus directement, plus immédiatement que les autres sciences ensemble toute la société, et que son côté faible a pu alors être plus facilement saisi par les auteurs, et senti d'un public dont une partie affecte de ne pas croire à la médecine, et qui se laisse prescrire des remèdes par le premier venu, car quoique le métier n'en vaille rien, et l'on peut du moins m'en croire sur mes trop décevantes illusions !.... Presque tout le monde se croit ou veut-être médecin ; et pourtant dans ce cahos de médecine populaire, il ne faut pas plus écouter la duchesse que la servante, quoique la première déraisonne avec plus de grâce et de meilleur ton. Aussi, qui n'a pas fait flèches de tous les bois contre cette malheureuse médecine ? Le théâtre surtout s'en est égayé, depuis le Vaudeville qui ne vit qu'un jour jusqu'à ceux de nos immortels chefs-d'œuvres, honneur de la langue et de la scène française. Mais il faut l'avouer, est-ce que partout, et dans tout, nous ne rencontrons pas les mêmes misères que chez elle ?..,. On ne s'accorde nulle part sur les hautes questions des arts, des sciences, de la politique et de la littérature, et que d'imperfections renferment encore nos institutions les plus vantées, et dont nous paraissons si fiers !!! Je souhaiterais de tout mon cœur, que, comme les Grecs, les Médecins disputassent sans se fâcher, mais en attendant ce nouvel âge d'or, des malades, tous les autres feront également comme eux : En effet on se débat au barreau, où l'on emprunte même quelquefois l'éloquence de la halle ; on fait plus que de s'animer avec feu dans nos orageuses assemblées politiques, la discussion perd souvent de sa gravité scientifique pour prendre un caractère trop fâcheux, dans celles de nos académies réputées les plus sages, et enfin dû-t-on dire de moi ce que l'on a dit si gaiement de Poinsinet, lorsqu'il donna sa charmante comédie du Cercle, qu'il avait donc écouté aux portes. Oui, la guerre est toujours allumée au sein même de notre savant Institut, cette encyclopédie vivante. Non, non, jamais ! et celui-ci tout d'ingénuité, dit naturellement, peut-être même trop légèrement regardé comme une douce folie et déjà sans doute oublié pour toujours, pourra bien avoir au moins, j'en ai un secret pressentiment, plus de durée ou au moins être plus longtemps une vérité, que celui si éclatant et si fameux de M. De Serre, qui, à l'époque où il était Gardes-des-Sceaux, fit retentir les échos de la Chambre élective de ce terrible mot : Non jamais!.... jamais!..... C'est vrai

> On ne sera d'accord. J'ai maints charpitres vus,
> Qui pour néant, se sont ainsi tenus :
> Chapitres, non de rats, mais chapitres de moines,
> Voire chapitres de chanoines.

a dit La Fontaine, cette bonne et douce bête de notre province, mais pour celle-là, comme l'a dit Hoffmann, d'une espèce si rare, que tous les siècles réunis n'en produiront jamais un troupeau de semblable.

J'aime à penser que ceux de mes collègues qui liront la consultation que j'ai faite pour Madame DEVILLE, apprécieront tous les efforts que j'ai faits en ma vie pour arriver à quelques vérités, plus utiles pourtant que spéculatives, mais inaperçues et fugitives, et que quelques dissidens qu'il puisse y avoir dans nos opinions, ils seraient fâchés de voir que des gens, dont, à la vérité, je serais encore plus humilié de leurs louanges que je ne me sens choqué de leur mauvais ton, sans aucun usage du monde, et que je crois plus insensibles que le dernier des paysans à sentir le langage pur et simple de la vérité, et qui dans l'oubli de ses convenances, qu'ils ne sentent pas même qu'ils blessent, s'efforcent à l'aide de leurs sales et incessantes calomnies, à me ravaler à plaisir à la condition abjecte de Paria aux Indes-Orientales; et que naturellement, si j'en crois mon cœur, quoi que nous soyons ordinairement peu charitables entre nous, ils imiteront le bel et touchant exemple que nous donnent MM. les Avocats : car vient-il à surgir de la part d'un client, des difficultés pareilles aux miennes auprès d'un des leurs, alors tous s'agitent, prennent spontanément son parti, et se lèvent noblement pour le défendre.

P. S.

# CONSULTATION.

*Lettre à M. Recamier, professeur de Clinique interne à la faculté de Paris, à-propos de la maladie de Madame Deville de Brieul, ( Meuse. )*

## Monsieur,

Je vous demande mille pardons, de ce que j'ose me permettre d'avoir l'honneur de vous adresser cette consultation, que je désirais et pensais qui vous fût soumise, lors de son origine; mais on ne l'a pas fait!..... Et depuis j'ai cru devoir lui donner de l'extension, en faire une légère esquise, une mosaïque médicale, destinée à la publicité, et je vous prie de vouloir bien être assez bon pour en agréer l'envoi, car si elle contient quelques vérités, je l'avoue avec plaisir, et surtout avec un vif sentiment de reconnaissance, c'est auprès de vous, M. Recamier, c'est à vos savantes, persuasives et originales leçons, que votre aimable bienveillance unie au savoir le plus rare, à la noblesse de votre caractère, et au pur et brillant éclectisme de vos opinions médicales, font suivre, écouter et aimer, que je les ai senties.

Madame De VILLE, âgée de plus de 80 ans, n'a vraiment pas eu de vieillesse, ou bien si je puis rendre ma pensée par une expression assez commune, elle fut bien verte encore jusqu'à ses derniers temps : je n'avais pas l'honneur de la connaître personnellement, je n'avais même jamais eu le plaisir de la rencontrer, et sans être aussi bon physionomiste qu'un élève de Lavater, ni un fol enthousiaste de la renaissante cranialogie, ce spécieux roman phisiologique du célèbre docteur Gal, plein de désolants sophismes, trop vanté à Berlin, et dans toute la partie protestante de l'Allemagne, qui n'est pas plus utile aux sciences qu'à la morale, et que le savant, foudroyant rapport de M. Cuvier à l'Institut, les ingénieuses plaisanteries de Hoffmann, et le temps plus encore peut-être, ont réduit à sa juste valeur. Car, quand on a dit que la vérité était fille du temps, on a dit une vérité. En voyant hier cette dame pour la première fois, je crus lui trouver une ressemblance, mais traits pour traits, avec une femme qui a acquis dans les lettres, mais surtout dans le monde, une certaine célébrité!... Elle est d'une taille au-dessus de la moyenne, svelte, sa physionomie est pleine de jeu, son

tempérament est un mélange des tempéraments sanguins et bilieux, avec pré—
dominence de ce dernier, mais que des douleurs recentes, et d'aussi vives,
que tristes appréhensions ont un peu altéré, et qui me lui font trouver un air
plein de mélancolie. Elle avoue avec quelque candeur qu'elle est irascible, inquiète, cherchant à se fuir elle-même, mais ne pouvant se défendre de se
bercer encore de flatteuses illusions sur son état, qu'elle semble à la fois désirer et craindre de connaître, et quoiqu'il ne laisse pas que de m'en coûter
beaucoup, je crois pourtant devoir céder aux instances vives et pressantes qu'elle
me fait pour le connaître, aimant mieux, dit-elle, en avoir une cruelle certitude
que d'être tourmentée par des doutes affreux ; enfin, s'en rapportant tout-à-fait
à moi, en qui, elle me disait, avoir toute la confiance possible, d'après tous
les éloges qu'avait eus, peut-être avec trop de bienveillance, de faire de moi,
une famille dont je crains de blesser la modestie, en la disant une des plus
respectables, généreuses, éclairée et tout d'honneur, de notre petit pays : Madame
D...., a atteint de bonne heure ( 10 ans 1/2 ), l'époque de la puberté, et
toujours abondamment et périodiquement réglée, elle s'est encore reconnue dans
un âge fort avancé, et a fait ainsi une aussi heureuse que rare exception aux
lois de la nature ; et dans toute cette période de temps qui s'est écoulé, depuis
ce que les savants et les autres appellent, avec une trop triste et expressive
vérité, l'âge de retour ; elle n'avait pas vu sans un étonnant plaisir, quoique
cela n'eut rien d'extraordinaire, ses règles apparaître à différentes fois, mais
alors à des intervalles irréguliers, et sans aucune durée déterminée ; et elle
eut toujours le bonheur, que l'on ne peut sentir et apprécier, que lorsqu'on
a eu malheur d'en être atteint, d'être exempte au milieu de ces phases si diverses et si peu communes de *son état de femme*, de douleurs et de ces
épuisantes et rebelles leuchorrées, l'ennui et le tourment indicible de tant de
personnes du sexe ; dans toutes les conditions de la vie, et sous toutes les
lattitudes possibles, aussi bien en Finlande qu'à O-tahiti. Enfin, elle avait toujours joui d'une santé florissante, et quoique douée d'une activité rare et de pas-
sions vives, elle était arrivée jusqu'aujourd'hui pleine de jours, et sans avoir
ressenti, dans le cours d'une vie qui fut vraiment le beau idéal de la santé,
d'autres incommodités qu'une légère cholérine, lors de l'apparition du typhus
oriental, dont elle fut vivement effrayée. Cette dame d'une fortune considérable,
avait donc vu s'écouler tranquillement, et sans autre secousse, que la mort
de son mari, et le regret naturel et doux de n'être pas mère, tout le cours
de sa vie, mais cette désespérante vérité qu'elle semble craindre et rechercher
d'une manière si pressante, me force de lui avouer, que tout paraissant se com-
penser dans le monde, ce dernier épisode de sa vie pourra bien, quoique
l'on fasse d'ailleurs, offrir un douloureux contraste avec les autres.

Madame D...., annonce avoir perdu de son embonpoint depuis plusieurs
semaines qu'elle souffre, son teint est devenu paillé, comme on le dit aux
colonies, une oppression sourde, un sentiment de pesanteur et d'une douleur
ardente a lieu à l'épigastre, et s'étend jusqu'au dos ; il y a dans la bouche
effusion d'une salive saturée de différents sels et dont l'impression est désagréable au goût, la langue est humide et seulement décolorée, le pouls est
normal, toutes les déjections sont rares et pénibles ; l'estomac est devenu depuis quelques jours le siège de douleurs qu'elle compare énergiquement à celles

que produiraient des aiguilles qui le traverseraient de part en part et qui deviennent si poignantes après avoir fait usage des plus légers alimens qu'elle craint de prendre, alors même qu'il lui semble qu'elle le ferait avec plaisir et quelqu'appétit, et ces alimens, quels qu'ils soient, sont rejetés par les vomissements une heure et demie après leur ingestion et bien entendu, seulement à demi digérés ; la soif est comme à l'ordinaire, toutes les régions de l'abdomen sièges d'organes importans me les font paraître sains, mais en le pressant, en l'explorant avec l'attention que le comporte ce genre de recherches médicales, il me semble ressentir à l'estomac déjà une légère rénitence et une faible dureté, dont la pression tantôt augmente la douleur et qui le plus souvent si elle est exercée avec force, paraît en diminuer l'intensité, et ces derniers signes réunis aux autres symptômes précités me paraissent être un présage, un indice même déjà trop certain d'une altération organique dont je pourrais conclure à priori que le siège est au pylore et dans son voisinage.

Au moins c'est ainsi que je crois devoir établir mon diagnostic, et comme le temps presse il importe ici comme presque toujours en médecine de ne pas se méprendre, car au milieu de ces symptômes si divers et dont la plupart sont communs avec les autres affections dont ces parties sont le siège, je ne serais pas le premier à commettre une erreur aussi facile et toujours si funeste; car, j'ai vu le cancer occulte, qui plus tard devient la plus affreuse, la plus terrible des maladies, méconnu à son début chez mon père, par des médecins qui ne laissaient pas que d'avoir de la réputation ; souvent par moi, qui crois, soit dit sans modestie, que l'on n'est pas sans mérite pour avouer avec franchise et surtout bénévolement ses erreurs, et qui pense que c'est déjà faire un pas vers la vérité, que de les reconnaître, et par bien d'autres plus célèbres que je n'eusse pu jamais le devenir, quand même à mon retour de l'Amérique du Sud, je ne serais pas venu m'enterrer tout vivant dans un village, où tout semble se réunir et palpiter de circonstances, pour nous rouiller si vite. Je l'ai vu par les sectaires de la médecine appelée phisiologique, si Dieu sait pourquoi, pris pour leurs éternelles Gastrites, Gastro-enterites, Dothin-enterites, et autres lieux communs de ce semblant de système, renouvelé, après avoir perdu de son charme, d'un des épisodes les plus pétillans d'esprit du roman de Lesage, qu'il avait voué au ridicule, véritable éteignoir suranné et déjà pourri en naissant au moins aux yeux de ceux qui ont l'esprit droit, aidés d'un tact heureux, et guidés par une expérience médicale, bien entendue, comme celle dont Zimmermann, a tracé les caractères dans son traité si plein d'un gout exquis et de l'érudition la mieux choisie, écrit sous la dictée du génie, et qu'on ne lit jamais sans se promettre de le relire encore. D'autres, et surtout les Anglais, l'ont bien souvent encore confondu avec une hépatite aigue ou chronique, et quand en semblable actualité, M. O-Meara, si distingué en tout, a pu si longtemps, ainsi que les officiers de santé de l'escadre qui croisait sur ce point de l'Atlantique, se fait illusion sur l'état de son auguste malade à Sainte-Hélène, et dont la nécroscopie a seulement dévoilé la véritable nature, il n'y aurait vraiment rien de bien étonnant que je pusse alors aujourd'hui au premier coup-d'œil et sur un diagnostic porté au vol, si je puis ainsi dire, errer à Brieul, et même il y a encore plus, c'est que je pourrais encore, sans croire pour cela être taxé d'ignorance, par ceux dont elle ne fait pas tout le mérite, me méprendre en attribuant tout ce qu'éprouve Madame D...., et dont je me suis fait un vrai scrupule de rapporter plus haut minutieusement les symptômes, à de simples Gastralgie, Cardialgie, Gastro-dinie, etc., etc. Car en vérité, c'est à ne pas s'y reconnaître, et ces névroses de la digestion sont si multipliées, et ont entre elles, et avec le cancer occulte, tant d'analogie, qu'il faut être médecin, mais médecin au moins distingué, pour pouvoir m'entendre, se douter et ne pas me plaindre de mon embarras en ce moment.

Je crois donc être ici dans le vrai, en caractérisant la maladie de ma consultante, sous la désignation des synonimes d'altération organique spéciale, d'obstruction, de squirrhe, de cancer occulte de l'estomac avec imminence d'ulcération, accompagné d'une extrême irritabilité qu'ont produit le mal; ainsi que les causes morales qui l'aggravent, et qui pourtant n'en sont que les conséquences malheureuses, mais dont l'effet s'ajoute alors à la cause.

Partant de ces données, je crois devoir émettre ainsi mon opinion par rapport au traitement à suivre : Madame D...., doit éviter de prendre aucun médicament tiré de la classe des toniques et de celle stimulans diffusibles, qui infailliblement aggraveraient son mal; elle doit éviter également l'application si commune, si ridiculement routinière, et le plus souvent, et malheureusement intempestive des sangsues à l'épigastre; car j'ai vu des exemples trop fâcheux de cette contre indication en pareille occurence, qui ont immédiatement conduit les malades au tombeau, en les rendant anémiques, et qui loin de guérir ces médecins de leur folie, les fortifiait encore dans leur manière de voir, et qui n'avaient pour se consoler de leur méfait d'autres regrets, que de n'avoir pas tiré assez abondament de sang, et de ne pas avoir encorc assez épuisé cet élément de la vie, soit dans de simples gastralgies et autres névroses de la digestion, prises pour des gastrites latentes, qu'un traitement rationel eut guéries en peu de temps, et qui se sont empirées et éternisées sous l'empire, l'exagération et le fanatisme de cette médication, et dont on peut bien dire qu'en médecine, elle est le vrai pont aux ânes, et que pourtant à cause de sa facilité à faire et du peu d'études qu'elle exige; car il ne faut qu'une minute pour devenir alors médecin, soit disant physiologiste, lorsque l'on sait qu'ils regardent toutes nos affections comme n'étant que des nuances, des degrés différents d'irritation, d'inflammation, en y joignant encore, quand on est embarrasé, les bénévoles et complaisantes sympathies, et que malgré le ridicule, l'horreur même qu'elle inspire aux bons esprits, cette doctrine est presqu'uniquement suivie aujourd'hui chez les deux tiers des médecins Français, qui, à la vérité, nés en d'autres temps, eussent été de fanatiques purgons; car on dirait que nous ne repoussons une chimère que pour en caresser une nouvelle, et que nous quittons aussi facilement la vérité pour l'erreur que l'erreur pour la vérité. Mais, il faut le dire, à la honte du peuple médecin, du peuple ignorant et même du peuple éclairé, l'erreur fut de tout temps la partie commerciale de la médecine.

Mais je m'aperçois que l'intérêt bien naturel que je porte à ma cliente, m'entraine bien loin, et qu'à mon insu et tout entier à mon sujet, je touche comme par entrainement aux points les plus saillans et les plus délicats de la science, il est vrai aussi de dire, que je puis tout oser, car je n'ai rien à perdre, je ne crains pas de trébucher sur les sommités médicales, je n'ai pu même atteindre le Doctorat, et que je ne puis par conséquent courir un très-grand danger, car le plus léger souffle ne me précipitera pas de bien haut, et pour tout dire enfin, je ne risque comme le papillon, que de me brûler à la chandelle; j'oserai aussi me permettre d'avoir et d'oser émettre mon opinion, surtout en cette consultation, où on me demande d'exprimer toute ma pensée; dussent d'ailleurs en sourire de pitié certains médecins qui s'illusionnent sur leur mérite personnel, et qui se croyent placés au premier rang, au zénith de la hiérarchie médicale, parcequ'en rampant, ils se sont élevés à une position lucrative, et que de chute en chute, quelques uns favorisés par leur seul étoile, sont tombés à devenir les hommes d'un Préfet, d'un Evêque ou de quelque radoteuse Comtesse de Province, qui dédaigneront de me lire, et dont la plupart, malgré leur doctoral dédain, pourraient bien ne pas plus m'entendre que le vulgaire des médecins; en énonçant que les émissions sanguines générales ou locales, ne conviennent, et encore que quelque fois, mais alors on ne peut assez s'en louer, que dans les phlegmasies franches, aigues, enfin dans celles de nos affections véritablement sthéniques, selon le langage de Brown, qui se caractérisent par une réaction évidente, et dont la nature cherche, fait effort pour éliminer l'agent insolite qui l'irrite, l'enflamme par un surcroît, un déploiement, une exaltation de toutes les propriétés vitales, et qu'il est instant de modérer, comme dans la plupart des pneumonies, au moins celles qui ne reconnaissent pas pour cause première, une irritation, ou mieux, (car on ne doit pas jouer ici sur les mots), une disposition gastrique qui agit par voie de sympathie sur les poumons; et que ces émissions sanguines, si ridiculement prodiguées aujourd'hui, sont insuffisantes, tout-à-fait inutiles même, n'importe à quelle période de leur durée ou de leur existence dans toutes les altérations organiques spéciales, ainsi que dans les trop nombreuses, inextricables, et peut-être pour toujours inexplicables névroses; qu'elles sont contre indiquées, infailliblement, expérimentalement funestes dans celles des affections diamétralement opposées aux premières, et dont j'ai parlé, car la nature dans celles-ci, bien loin de réagir, se laisse anéantir, sous le secret agent qui l'enraye, qui l'opprime, et dont les efforts, loin d'être conservateurs, sans accords, ataxiques, n'ont rien de cet ensemble heureux qui caractérise les premières, et les émissions sanguines amènent d'autant plus infailliblement et plus vite la mort des malades, que ces affections sont accompagnées d'une plus faible réaction, et pour toutes lesquelles, le peuple des médecins ne reconnaît cependant pour cause occasionnelle, qu'un principe unique, l'Inflammation, et dont avec les yeux les moins exercés et les sens les plus obtus, on devrait bien s'apercevoir que celles-ci sont d'autant plus graves, qu'elles s'éloignent de la nature des premières, et qu'elles le sont toujours en raison directe du plus ou moins de réaction du principe vital, qui semble alors tout à la fois incertain, sommeillant, engourdi, empoisonné, typhoïsé, car je ne connais vraiment rien qui puisse rendre ma pensée, et, si je puis m'exprimer ainsi, qu'elles typhoïsent davantage l'économie, et cette expression néologique que je crée moi-même en l'empruntant au typhus, est plus heureuse et me paraît de beaucoup devoir être préférée à toute cette kyrielle de dénominations plus fautives les unes que les autres, et qui loin de présenter à l'esprit quelqu'image tirée de la nature de ces graves affections, soit qu'elles existent comme fléaux constans d'une contrée, ou qu'elles ne règnent qu'épidémiquement; qu'elles soient contagieuses ou non, ne servent que trop souvent à l'abuser. Mais c'est qu'il faut avoir longtems médité sur les secrets de notre art, et avoir au moins quelque peu de philosophie médicale, pour se douter, pour sentir l'heureux comme le commérage mouvement que chez nous les mots impriment aux choses, et qui trop souvent pour avoir été pris à la lettre, sont devenus la source de bien des erreurs en théorie et.... en pratique. Et quand je vois les nains détracteurs de la belle nosographie philosophique, que l'on n'a même pas assez vantée lors des prix décennaux, nous montrer avec une morgue, un air si suffisant à la nécroscopie de leurs malades, dans ces affections, les lésions de tissus d'autant plus étendues, qu'ils les ont favorisées par leur traitement opposé à la rime et au bon sens ; et qu'ils jurent en leur âme et conscience, et prennent intuitivement en vrais séides, pour le principe du mal, il ne voyent alors qu'à travers le prisme de la prévention pour leur maître, et ils n'ont pas l'eprit d'apercevoir que les lésions, suite d'inflammations réactives et de typhus, loin d'être indentiques, n'ont qu'une apparente analogie; car l'observation attentive des tissus privés de la vie, par un esprit non prévenu, et qui n'est pas sans élévation, nous montrent qu'elles sont différentes de leur nature entre ces deux ordres ; que dans le premier, elles sont toujours ou causes ou suites immédiates de l'exaltation des propriétés vitales; et que c'est par un excès, un surcroît de vitalité que la cessation de la vie a lieu, et que dans le dernier, elles n'en sont que les effets, soit qu'une excitation locale n'ait point été en harmonie, ou même secondée assez par la réaction générale, comme on peut communément l'observer pour toutes les plaies qui sont sous une influence typhode et qui en ressentent toujours la pernicieuse influence, soit par une soustraction, sui Generi de vitalité, soit par toute autre cause ignorée, mais qu'il est vrai de dire, que l'observation, cette dernière raison de tout le monde, démontre toujours n'avoir jamais les mêmes caractères physiques que ceux des autres, et plus que tout cela encore, l'absence lors de la vie de tous les signes de réaction, qui précèdent toujours la gangrène flegmasique, et résultats d'une trop vive inflammation bien différente alors de la gangrène typhode, ce qui doit naturellement nécessiter un traitement différent pour ces affections, qui forment deux classes de maladies bien distinctes, et ce qui le prouve encore mieux que la théorie que j'établis, c'est l'observation de tous les jours, qui nous prouve que les émissions sanguines soit locales, soit générales, sont aussi avantageuses dans presque toutes les affections accompagnées de réaction vitale, qu'elles sont constamment funestes, pernicieuses dans tous les typhus, ou celles des maladies où la réaction n'a pas lieu, et qui sont de leur nature Gangreneuse par défaut de vitalité, et par d'autres causes que j'ignore, et sans doute les autres aussi; et que l'intérêt bien naturel que je porte à ma malade m'a déjà fait avouer plus haut, et je puis ici m'ouvrir hardiment, et énoncer avec quelque gloriolette, et sans croire paraître indiscret, que, tant que la thérapeutique ou l'art de traiter les maladies, ne sera pas basée au moins en partie, sur ces nouvelles idées, elle sera erronée ; et je puis assurer avec franchise, et d'ailleurs l'honneur me fait un devoir de le dire, puisque je le pense, et je ne fais au reste que céder aux instances de ma malade, en lui exprimant toute ma pensée, que l'application raisonnée que j'en fais à la pratique est des plus heureuses. Mais c'est qu'en médecine, il faut avoir vu beaucoup, et bien vu, pour pouvoir comparer, et qu'il n'est donné qu'aux praticiens sans prévention, et qui voient la nature comme elle est de pouvoir faire de l'éclectisme, et quand on pense qu'il faut encore tenir compte de tant d'influences physiques et morales sur nos maladies, comme sur nos tempéraments, on ne sent que trop, mais un peu tard, quand on a déjà le triste avantage de se souvenir de loin, et que l'on se surprend à jeter un regard en arrière; l'éternelle vérité de cet aphorisme d'Hypocrate : L'art est long et la vie est courte.

Je tâcherai d'étendre ma pensée et de la rendre claire, en donnant un essai d'une nouvelle classification des maladies envisagées principalement sous le point de vue important et toujours controversé des émissions sanguines générales et locales prodiguées aujourd'hui, au moins en France, avec une si aveugle et funeste incurie, et qui ne sont pas plus une panacée universelle, ni la pierre philosophale que le toni vomi-purgatif de le Roi, cette autre folie médicale des colonies. Ces idées, cette manière de voir en médecine pourront peut être un jour fructifier chez d'autres médecins plus heureusement placés que moi, et puisque d'ailleurs nous sommes arrivés à une époque où les professions de foi sont de mode, je me permettrai aussi de faire la mienne en indiquant ma manière de voir généralement en médecine. Je crois donc alors déduire des propositions que je viens d'énoncer les conséquences les plus justes, et présenter autant que possible, les corollaires les mieux enchaînés, en établissant ainsi qu'il suit toutes les maladies en six grandes classes, que l'on peut diviser et sous-diviser en ordres, genres, espèces, etc.

## TABLEAU DES CLASSES DE MALADIES.

### PREMIÈRE CLASSE.

**Essentiellement réactives.** { Maladies avec surcroît des forces vitales, sthéniques, dynamiques, angio-téniques avec réaction constante du système circulatoire et qui comprennent :

Toutes les phlegmasies générales et locales aiguës, toutes les fièvres et éruptions de bonne nature, où celles dont les signes et les symptômes indiquent une réaction évidente, enfin toutes les affections où il y a plénitude, dureté et fréquence de pouls.

Émissions sanguines générales ou locales généralement indiquées au début de ces maladies sans être pourtant toujours nécessaires, mais souvent impérieusement commandées et devant être pratiquées encore avec discrétion, suivant l'espèce particulière de ces maladies, et toujours en se basant sur l'état du pouls, soit pour l'abondance, la quantité de sang que l'on se propose de tirer, soit pour leur plus ou moins de fréquence.

### DEUXIÈME CLASSE.

Sans activité bien marquée sur le système circulatoire dans leur principe et produisant à leur dernières périodes la fièvre hectique, la consomption avec tout leur triste et affreux cortège de symptômes. { Lésions organiques et altérations spéciales des tissus sans influence d'abord, excepté l'anévrisme actif du cœur et des gros vaissaux ou le système sanguin et qui plus tard n'en ont qu'une débilitante, mais indirecte, et sont toujours accompagnées d'une modification, d'une altération des propriétés vitales quelque temps avant, pendant et après leur formation.

Toutes les phtisies, les anévrismes actifs et passifs, les affections ulcératives, squirheuses, cancéreuses, endurcissemens, ossification ou ramollssement des tissus ou des organes, leur destruction lente et souvent latente, les fréquentes maladies du tissu cellulaire chez les peuplades ictyophages des pays chauds, où l'on rencontre à chaque pas de repoussans éléphantiasis, des dartres de toute espèce, la lèpre et le pian.

Emissions sanguines générales et locales contre-indiquées en ce sens qu'elles débilitent gratuitement et qu'elles aggravent et éternisent ces affections : on ne doit en excepter que les anévrismes actifs, où il en faut d'abondantes et de fréquentes.

Je ne connais pas dans cette classe de maladies de cas plus extraordinaires qu'un développement squirrheux de la matrice qui m'est propre et que je crois devoir transcrire ici en le copiant d'après un journal de médecine qui l'a publié.

M. Simon, médecin à Ville-sur-Tourbe (Marne), nous communique le fait suivant :

Madame Colard de Servon (Marne), avait éprouvé vers la matrice, la première fois qu'elle vit son mari, et dans un moment de trouble, quelque chose qu'elle n'éprouva jamais depuis, et qu'aucune expression ne pourrait rendre. Bientôt elle s'aperçut que son ventre augmentait de volume, au bout de cinq mois de mariage elle éprouva de violentes coliques qui lui firent croire à un avortement. M. Simon appelé aussitôt, trouva bien le fond de la matrice développé au-dessus du pubis, mais le col n'éprouvait aucun changement; il crut à l'existence de fausses douleurs, et prescrivit le repos et les bains. Les douleurs disparurent, mais l'abdomen continua à se développer, deux ans s'écoulèrent et le ventre prit un accroissement énorme.

Une consultation fut demandée : bien que M. Simon ne reconnut point d'hydropisie, il fut convenu qu'on ferait la ponction. Ce médecin enfonça donc un trois-quarts, non sans éprouver beaucoup de résistance; aussitôt il sortit par la canule un jet de sang écumeux et vermeil qui s'éleva à trois ou quatre pieds de hauteur; la canule fut promptement retirée et l'hémorragie s'arrêta. Dès lors les régles se supprimèrent entièrement, le ventre prit peu à peu un développement prodigieux, et cette malheureuse succomba au dernier degré du marasme, trois ans après l'opération.

On put procéder à l'autopsie : l'abdomen était partout d'une dureté égale à la pierre, la tumeur dépassait en haut l'appendice xiphoïde, et descendait jusqu'au milieu des membres abdominaux, amincis et œdématiés. Cette tumeur offrait trois pieds cinq pouces de bas en haut, et avait dans sa plus grande épaisseur sept pieds un pouce de circonférence, son poids était de cent vingt-huit livres. Elle était située immédiatement au-dessous du péritoine, avec lequel elle n'avait aucune adhérence, son sommet était séparé en trois lobes. Les recherches les plus minutieuses ne firent trouver aucun vestige des trompes ni des ovaires, et cette tumeur fut attribuée au développement du corps de la matrice elle-même. Le col faisait saillie dans le vagin, était squirrheux lui-même, et n'offrait presque plus aucune ouverture.

La tumeur incisée avait des parois d'un demi-pied d'épaisseur, et tellement consistantes que le meilleur bistouri les divisait avec peine. Sa cavité lisse et polie, contenait environ vingt-quatre pintes de liquide.

## TROISIÈME CLASSE.

Maladies diamétralement opposées à celles de la première classe, et où l'appareil circulatoire est sans force ; le pouls lent, sans plénitude, se laisse facilement déprimer et sont essentiellement sans réaction.

Enfin où il est tout à fait opposé à l'état de celui que présentent les sthénies et où le sang au lieu d'être surabondant, excitable et riche en principes, comme dans celles-ci est plus ou moins appauvri et où tous les systèmes, les organes, les tissus de l'économie sont dans un état asthénique, adynamique, sans cohésion, cachectique, anémique......

Il serait ridicule alors d'employer les émissions sanguines et d'insister sur la nécessité absolue de leur proscription, comme dans les chloroses, le scorbut, les scrophules, le carrau qui n'est qu'un symptôme de cette dernière maladie, enfin dans tous les engorgemens glanduleux, lymphatiques ou froids si je puis m'exprimer ainsi pour les distinguer de ceux qui sont essentiellement inflammatoires, phlegmasiques et qu'avec raison on appelle chauds si l'on n'a égard qu'à la rapidité de leur marche et de leur terminaison, et si l'on ne consulte que la vive sensation de chaleur qu'ils font éprouver et qui paraît pourtant si légère quand l'on se sert du thermomètre pour l'évaluer. Il n'y a plus que des fous qui se permettent d'employer, n'importe à quel titre les émissions sanguines dans les anémies et les déperditions soudaines, effrayantes de sang et si souvent mortelles comme dans les accouchemens où l'utérus reste dans l'inertie, mais une observation consolante qu'il est important d'annoter et dont M. Duquesnel, chirurgien en chef de l'hospice de Reims, m'a parlé le premier et qui eût brillé entre toutes les illustrations médicales et chirurgicales, si au lieu de se laisser entraîner à tous les plaisirs et d'écouter tant de cajoleries, il eût eu des émules comme son ami, M. Gilbert de Savigny et des connaisseurs dignes de lui. C'est que, quand une perte de sang a lieu dans ces cas malheureux, ce fluide se répare avec une vitesse qui étonne. Je pourrais rapporter une douzaine d'observations qui confirmeraient de reste ce que mon professeur le plus aimable et le meilleur de tous les hommes avait si judicieusement remarqué, mais je me bornerai à une seule, et puis elle est la plus récente et la plus calomniée, où le sang s'est reproduit avec une telle rapidité et tant d'abondance qu'après avoir permis quelques alimens légers les deux premiers jours, j'ai été obligé le troisième, au moment où la fièvre de lait s'allumait, d'imposer une diète complette et de n'ordonner, à cause de la trop grande réaction, que des boissons fraîches et tempérantes à la dame qui fait le sujet de cette observation que je transcris textuellement en l'extrayant de l'estimable journal, Sentinelle de la Meuse, où ce fait est rapporté dans son numero du 26 mars 1836.

Nous insérons avec plaisir ce qu'un témoin oculaire nous a rapporté de l'accouchement d'une jeune dame de Dun–sur–Meuse, qui intéresse la société aussi bien que les gens de l'art et doit être pris pour exemple dans la fâcheuse et trop commune position où s'est trouvée cette dame.

Mad. H... venait de mettre au monde deux enfans bien portans, mais à l'arrivée du deuxième, elle se sentit défaillir, une perte abondante avait lieu, l'uterus qui renfermait encore les deux délivrances énormément distendu était dans un état d'inertie. Un chirurgien avait vainement fait des tractions pour la délivrer, la perte était abondante, foudroyante, et désespéré de son insuccès, partit sous prétexte d'aller faire composer on ne sait quelle potion obstitrique et annonçait néanmoins au mari que son épouse se mourait. En effet, elle était déjà revêtue de tous les signes

de la mort et des convulsions mortelles, incessantes avaient lieu, quand une garde
malade dans l'abandon et la détresse où l'òn se trouvait, accourut chercher M. Simon qui arrivait de Sainte-Ménehould par la diligence, qui la délivra incontinent
et obtint des contractions vives de la matrice et la cessation de la perte à l'aide de
vingt sceaux d'eau froide qu'il lui jeta dans les parties et sur le ventre, en même
temps qu'il faisait tenir les croisées ouvertes par un froid de quatre degrés au-dessous
de zéro et qu'il lui lavait la figure et lui faisait respirer de l'alcali volatil. Ce moyen
extrême qui étonne tout le monde dans ces localités où il n'avait jamais été employé,
a eu la réussite la plus complette. Madame H..... eut des suites de couches heureuses, elle est parfaitement rétablie; mais ce qui fait mal à dire, c'est que la jalousie, la malveillance ou l'ignorance s'efforcent encore de blâmer, malgré son
succès, une méthode rationnelle, et qui est recommandée par l'art.

QUATRIÈME CLASSE.

*Empoisonnemens.*

Il est rare, il n'est pas possible même d'imaginer que les maladies occasionnées par cause interne et que j'ai comprises dans ma première classe soient exemptes de fièvre ou d'une réaction du système circulatoire qui en est l'essence, tandis que ce manque de fièvre, de réaction est très-commun dans tous les empoisonnemens, du moins dans les premiers temps de leur action.

Il est clair et naturel de conclure d'après cette proposition que les émissions sanguines ne conviennent que dans les accidens consécutifs à l'empoisonnement et qui seraient de nature inflammatoire, mais le plus souvent quand l'action des poisons n'a pas été tellement énergique qu'elle ait déterminé la mort en quelques heures ou en quelques jours, le système nerveux se trouve le plus souvent affecté, et il faut bien se garder d'employer les saignées, les sangsues, car alors ce sont les anti-spasmodiques comme les opiaces, etc., qui conviennent.

Les empoisonnemens les plus redoutables sont ceux produits par les substances
qui attaquent à la fois toute l'économie. Les trois règnes de la nature nous en fournissent et ils peuvent se présenter à l'état solide, liquide et gazeux : tous sont loin
d'agir de la même manière, et leur action est bien différente selon qu'il appartien-
nent au régne minéral, végétal ou animal, et c'est un préjugé de penser que leur
action spéciale est toujours locale et a toujours lieu dans l'estomac après leur ingestion dans cet organe ; il n'y en a que quelques-uns qui agissent de suite localement
en corrodant les parois de cet organe, comme les acides minéraux concentrés, tandis que d'autres tels que le sublimé même qui est le plus violent des poisons corrosifs,
et l'arsenic portent d'abord leur influence déléterre sur le cœur et le cerveau et que
quand la mort suit de près l'ingestion de ces poisons on trouve ordinairement encore l'estomac sain ; au moins dans l'empoisonnement par l'arsenic, car dans celui
par le sublimé corrosif, cette substance exerce une action locale que son nom peint
énergiquement, en même temps qu'elle se propage sur le cœur et le cerveau ; malgré que l'on trouve dans ce cas la texure de l'estomac détruite au point de ressem-
bler à une pulpe, je ne puis attribuer cette promptitude de la mort à son action chimique sur les parois seules de l'organe ; et quand il s'enflamme sous l'empire de

certains poisons, ce n'est que consécutivement et quand la mort n'a pas été spontanée.
Il est des poisons dont l'effet est même plus prompt quand ils sont appliqués extérieurement, car injectés dans les vaisseaux artériels et veineux, ou appliqués sur
les plaies récentes, ils agissent avec plus d'énergie qu'introduits dans l'estomac
tandisque d'autres amènent la mort beaucoup plus tôt lorsqu'ils sont portés dans
cet organe, comme l'euphorbe dont l'effet meurtrier paraît dépendre seulement de
l'irritation sympathique nerveuse qui est beaucoup plus intense dans l'estomac que
dans les membres, qui exerce à la vérité une action locale très puissante et qui paraît agir sans avoir été absorbé, tandis que d'autres agissent toujours après leur
absorption, dont l'action est plus rapide quand on les met en contact avec nos tissus
que lorsqu'on les introduit dans l'estomac comme l'opium et où la mort a lieu d'autant plus vite que les parties avec lesquelles ils ont été mis en contact le font communiquer plus promptement avec le sang, ou bien contiennent un plus grand
nombre de vaisseaux absorbans, lymphatiques et veineux, et qu'il agit avec plus
de rapidité lorsqu'il est injecté dans les veines ou dans la plèvre, que dans le cas
où il est placé sur le tissu cellulaire ou dans l'estomac. Il est également quelques
substances, comme le sel ammoniac, qui empoisonnent sans avoir été même mises
en contact immédiat aves nos organes et qui sont absorbées quand elles seraient dans
un sachet de linge qu'on appliquerait sur une plaie, et il est de ces substances qui
sont si entièrement absorbées, qu'à la mort on n'en trouve aucune trace dans les
parties sur lesquelles elles avaient été appliquées, et d'autres où on trouve encore
une portion et où il semble qu'il n'y ait eu d'absorbé que la partie active, et l'expérience a démontré qu'une substance vénéneuse à l'état liquide agit bien plus rapidement que lorsqu'elle est à l'état solide. M. Orfila, dont la modestie est aussi
touchante que sa science est sublime, a adopté provisoirement la classification des
poisons proposée par Fodéré, et les a rangés en six classes qu'il avait établies, seulement il a cru devoir en intervertir l'ordre et commencer par ceux des poisons dont
l'étude lui paraissait la plus importante; ainsi, il a formé sa première classe des poisons irritans, corrosifs ou escharrotiques; la deuxième, des poisons astringens; la
troisième, des poisons âcres; la quatrième, des poisons stupéfians ou narcotiques;
la cinquième, des poisons narcotico-âcres et la sixième, des poisons septiques et
putréfians. Tous ces poisons ont des qualités vénéneuses particulières et portent leur
action déléterre, soit qu'ils aient été appliqués extérieurement, soit qu'ils aient été
ingérés dans l'estomac, sur le système nerveux et principalement sur le cerveau,
sur les tissus sur lesquels ils sont appliqués sur le système respiratoire, sur tous les
organes enfin, produisent souvent l'asphixie et agissent tous sur le cœur: mais une
chose digne de remarque et à laquelle on n'a pas fait encore assez d'attention, c'est
que cet organe, soumis à l'action de la pile voltaïque dans tous les empoisonnemens,
immédiatement après la cessation des mouvemens spontanés, ne donne que bien
rarement de légers signes d'irritabilité, quand souvent même cette propriété ne s'é-
teint pas avec la vie comme cela a lieu dans l'empoisonnement par celui de tous les
poisons connus qui agit avec le plus d'énergie, l'acide hydro-cyanique, puisqu'il
suffit de l'application de quelques atomes de cet acide sur l'œil d'un chien pour
qu'il meure sur le champ comme s'il eût été frappé de la foudre, et dont l'illustre
Schécle, inventeur de ce terrible acide preusique, est mort il y a quelques années
en une minute à Berlin, pour s'être seulement exposé à sa vapeur en le travaillant,
mais comme on l'a dit, il est peut-être bon de jeter un voile sur cette partie de la
science,

On doit dans tous les cas d'empoisonnement expulser ou neutraliser la portion de la substance vénéneuse qui n'a pas encore eu le temps d'agir sur les tissus animaux. Ces mots neutralisant ou antidote sont bien beaux et bien consolans, mais malheureusement les contre-poisons spéciaux sont rares et trop souvent inefficaces, quand encore par les composés nouveaux qu'ils donnent, ils n'ajoutent pas à l'action meurtrière des poisons contre lesquels on les emploie, nous n'avons que l'albumine pour décomposer le sublimé corrosif, les sels cuivreux et l'arsenic, cette dernière substance a encore trouvé un contre poison qui arrête sûrement ses effets toxiques dans le tritoxide de fer hydraté, et les sulfates solubles pour décomposer l'acétate de plomb. Il est essentiel d'annoter que les empoisonnemens par les corrosifs sont d'autant moins graves que l'estomac est rempli lors de leur ingestion d'une plus grande quantité de matières solides et liquides, que le poison est disséminé sur une plus grande surface et que les vomissemens s'obtiennent plus facilement. Il devra surtout être provoqué avec de l'eau tiède en quantité, et il faut dans tous les cas d'empoisonnemens s'empresser d'éliminer bien vite le poison, et laisser de côté tous ces prétendus antidotes si vantés et si cruellement trompeurs et qui ne sont que le roman de la toxicologie, car on a préconisé à tort et à travers et même des hommes célèbres ont signalé une foule de réactifs qui ne méritent rien moins que ce nom. On titillera le gozier avec la barbe d'une plume pour favoriser le vomissement que l'on soutiendra en gorgeant l'estomac de boissons douces et mucilagineuses, car il est d'expérience que dans les empoisonnemens par les substances irritantes plus l'estomac est rempli, moins on a lieu de redouter leurs effets corrosifs, tandis qu'on devra éviter de l'emplir dans les empoisonnemens produits par les narcotiques, où les émétiques ne doivent être donnés que dans une solution très-concentrée, parce qu'une grande quantité de boisson dissoudrait leurs parties actives et faciliterait leur absorption. En parlant des poisons narcotiques, M. Orfila trouve que l'analogie que l'on a cru rencontrer entre les effets de l'opium et ceux du vin est inexacte, que l'opium porte constamment atteinte aux propriétés vitales et que c'est de cette manière qu'il devient un puissant calmant, que le vin au contraire ranime toujours ces propriétés et que lorsqu'il produit un effet débilitant, c'est parcequ'elles ont été portées à un trop haut degré d'énergie; j'oserai alors me permettre de lui demander comment il se fait que parmi les divers moyens qu'il indique pour combattre ou s'opposer aux effets que cette substance détermine, il a pu préconiser la saignée, toute fois néanmoins, comme il le fait savammant observer, après que l'on a éliminé préalablement le poison à l'aide de vomitifs, si il est encore contenu dans l'estomac et ce qui est naturel et conséquemment juste par les purgatifs si on croit qu'il porte déjà son action sur les intestins, je rends justice à la sagacité du précepte, mais pourtant je ne puis trop concevoir comment il peut se faire que l'opium qui est si facilement et si promptement absorbé, puisqu'au bout de quelques instans on n'en trouve plus de trace dans l'économie, puisse avoir le temps de subir sa digestion, si je puis ainsi dire et n'être pas absorbé en entier avant son passage de l'estomac dans le reste du canal digestif; M. Orfila insiste surtout et prouve par des expériences qui doivent nécessairement convaincre, que l'on doit s'abstenir de faire usage de vinaigre et d'acide végétal, parceque ces prétendus contre-poisons surtout s'ils sont concentrés, loin de diminuer, de neutraliser leur action, l'augmentent; et que ce n'est qu'après l'élimination du poison qu'on doit seulement avoir recours à ces acides qui produisent toujours alors des effets avantageux. Comment il se fait, dis-je, que puisque dans l'empoisonnement par l'opium qui est toujours absorbé, qui agit sur le cerveau et qui porte constamment atteinte aux propriétés vitales, soit qu'il agisse d'abord en stupéfiant cet organe ou bien qu'il commence à l'exciter pour déterminer ensuite la stupéfaction, car quoique cette difficulté ne soit point encore résolue, cependant j'ai lieu de penser qu'il agit en stupéfiant de suite. M. Barbier d'Amiens croit avec raison que tous les phénomènes produits par l'opium sont le résultat d'une influence essentiellement débilitante et que l'on ne peut citer pour prouver le contraire l'exemple des orientaux que son usage égaie, rend plus courageux, et sans doute plus amoureux aussi, parcequ'ils ne prennent pas l'opium pur, mais une préparation dans laquelle les stimulans équilibrent au moins les stupéfians et que par conséquent la faiblesse qu'il amène comme le disait Mayer de Francfort, sur l'oder et le calme qui s'en suit, a lieu par un effet direct. Et puisque M. Orfila lui-même convient que les phénomènes que produit ce poison annoncent une stupéfaction directe, et qu'il n'admet pas même qu'il y ait identité d'action entre celle de l'opium et des liqueurs spiritueuses employées à forte dose et qu'il a éprouvé cent fois dans ces cas que l'infusion de café (1) bien préparée, administrée à plusieurs reprises, diminuait rapidement les accidens de l'opium et pouvait même les faire cesser complètement : eh bien ! enfin comment ce toxicologiste, toujours si judicieux, a pu alors et se croyant dans le vrai, (car c'est bien à lui qu'il appartenait de mettre en tête de ses écrits, cette fameuse devise de Rousseau : vitam impendere verum ) préconiser la saignée et exalter ses pretendus effets avantageux, et si j'en parle ici, c'est que le but réel de cet opuscule est de démontrer ou au moins de signaler l'opportunité ou l'inopportunité des émissions sanguines dans tous les cas pathologiques possibles, et que celui-ci vaut bien la peine d'y penser ; mais le raisonnement et l'induction pratique qui naissent de l'essence de cetempoisonnement les contre-indiquent, les excluent naturellement, et les observations de M. Orfila, où le café a été toujours si héroïque le prouvent entièrement et viennent à l'appui du raisonnement ; car le café éminemment diffusible, actif, éthéré, excite au plus haut point la réaction et entretient l'énergie des propriétés vitales, tandis que les saignées sont éminemment débilitantes, et il est clair que deux médicamens qui produisent immédiatement des effets aussi opposés ne peuvent être employés avec le même avantage dans des positions analogues, et qu'il faut nécessairement opter l'un ou l'autre, et malgré l'indiffrence avec laquelle on puisse accueillir mon opinion, je dirai que puisque le café réveille et excite si heureusement les propriétés vitales stupéfaites dans l'empoisonnement par l'opium, je n'hésite pas à me déclarer alors pour la proscription des saignées qui les affaiblissent toujours. M. Orfila cite bien quelques faits à l'appui de sa manière de voir, par rapport aux émissions sanguines, mais ils ne sont pas concluants, et pourtant ceux tirés de ses ingénieuses expériences sur les chiens sont encore plus probatifs que le fait suivant qui lui a été communiqué par M. Price son élève, médecin à Philadelphie et qui me semble venir faiblement quoique de bien loin à l'appui de ses expériences. Une femme s'était empoisonnée avec du laudanum, il administra douze grains de

---

(1) L'infusion de café employée par M. Orfila est préparée en versant 18 à 20 onces d'eau bouillante sur 7 à 8 onces d'excellent café réduit en poudre fine.

tartre stibié, puis au bout d'une demi-heure, il lui fit prendre vingt grains de sulfate de zinc, la face était rouge et le pouls dur et plein, il crut devoir pratiquer une saignée et aussitôt que le sang coula, la malade vomit et les symptômes d'empoisonnement diminueront, je ne puis en vérité reconnaître encore ici que les effets heureux des vomitifs qui n'ont tardé à agir que parce que l'incitabilité de l'encéphale était diminuée, mais les faits malheureux que cite M. Yeatman, suites de saignées imprudentes dans ce cas me paraissent contrairement aux assertions du toxicologiste de Paris plus que suffisans pour prouver intuitivement les dangers de la saignée dans l'empoisonnement par les préparations d'opium.

L'action de ces substances est d'autant plus énergique que l'on est plus faible (je ne parle pas ici de ceux qui sont habitués à son usage) on a pu soutenir le contraire, mais j'ai toujours vu que l'on hâtait la mort des mourans, toutes les fois que croyant appaiser leurs douleurs ou déterminer un peu de sommeil on les leur prescrivait même à petite dose. Quand les propriétés vitales sont exaltées comme dans certains délires et quelques vésanies la même dose qui tuerait, qui empoisonnerait dans un autre moment surtout quand elles sont affaiblies et dont l'augmentation, la diminution où la perversion de ces propriétés sont loin souvent de dépendre d'une inflammation cérébrale, ne produisent dans le premier cas qu'effet calmant, j'ai vu encore une de ces preuves tout récemment; je fus appelé chez une jeune dame de la campagne qui avait déliré toute la nuit, et un médecin qui l'avait visitée avant moi, pratiqua, cela va sans dire, une belle et bonne saignée, car ces Messieurs ne connaissent que cela et alors il est très aisé et il ne faut pas un rude effort de génie pour traiter les maladies, même les plus disparates, par un moyen unique qu'ils croient toujours infaillible, et ils auraient cependant trop souvent occasion de s'apercevoir s'ils n'étaient pas fanatisés, de sa faillibilité, et combien il leur fait immoler de victimes. Je la trouvai dens un calme parfait, le pouls était naturel, et je pense que je pouvais bien avoir à faire à une intermittante pernicieuse, je crus devoir attendre un second accès pour me prononcer définitivement et me déterminer à agir, il vint en effet et comme dans cette insidieuse fièvre on ne peut trop se presser, je cherchai à prévenir le troisième, un vomitif que j'ordonnai comme je le fais toujours dans toutes les affections intermittentes, produisit beaucoup d'effets, je voulais le faire suivre du sulfate de quinine que comme M. Bailly, je n'hésite pas de donner à haute dose, car je l'ai quelques fois poussée à celle de cent-vingt grains en quelques heures, et je n'ai jamais eu qu'à me féliciter de ma hardiesse, fondée sur l'essai que j'en ai fait sur moi-même en portant le matin à jeun et en une seule fois la dose jusqu'à cent-cinquante grains, sans en éprouver d'autre effet qu'un meilleur appétit; et puis, pour le dire en passant, cette substance ne porte point son action médicale sur l'estomac, elle agit seulement lorsqu'elle a été absorbée et son influence a lieu sur le système nerveu et le cerveau qu'elle modifie à sa manière et qui nous sera toujours inconnue. Le pharmacien à qui j'avais prescrit un gros de sulfate de quinine en pilules d'un grain et un gros d'extrait aqueux d'opium également en pilules du même poids avait mis chacune de ces substances dans des petites boîtes de même dimension et de même couleur et avait eu le soin de les étiqueter, mais on commit une erreur involontaire dans l'administration de ces deux médicamens, le sulfate de quinine qui devait être donné en entier pendant l'intermission, ne fut donné qu'à la dose de quelques grains, mais l'opium dont on ne devait faire usage que de quelques pilules au commencement de l'accès, fut pris alors en entier dans l'intervalle d'une heure et ne procura alors d'autre effet qu'un sommeil nuisible durant six heures. L'accès fut enrayé, revint plus tard, fut combattu efficacement par le sulfate de quinine, mais au retour de Madame G... à Dun, cinq grains d'opium que je lui fis prendre pour dormir, excitèrent des vomissemens, et produisirent du narcotisme.

Une autre considération non moins importante que les autres et qui doit frapper vivement les esprits, c'est la difficulté que le médecin légiste éprouve en cherchant à éclairer la justice sur la nature des affections qui ont amené la mort d'une manière soudaine et dont les symptômes de la maladie ont paru extraordinaires et où on peut attribuer ces horribles catastrophes à un empoisonnement, soit qu'il ait été produit dans l'intention d'un suicide, imprudemment, ou commis par une main criminelle, parceque les inductions que l'on peut tirer de l'examen d'un cadavre sont trompeuses, car les lésions de tissu, les altérations organiques produits par les poisons de différentes classes sont communes entre elles et peuvent être le produit également d'autres maladies avec lesquelles il est aisé de les confondre même du vivant de l'individu, mais quand l'empoisonnement dépend de poisons minéraux, on peut le retrouver à l'aide de réactifs, et cette reconnaissance, cette découverte, cette reproduction de ces poisons sont une des merveilles de l'étonnante chimie. Il est loin d'en être de même quand le poison est dû à des substances narcotiques, car on ne découvre aucune altération cadavérique dans le canal digestif des individus qui ont avalé une des substances vénéneuses de cette classe et alors que de contradictions. Des auteurs, des médecins légistes recommandables d'ailleurs par leur talent et leur probité, déclarent qu'après la mort, suite de l'ingestion de ces poisons végétaux, la chaleur se conserve plus longtemps que lorsqu'elle est naturelle ou due à une autre cause, que les membres restent flasques et mous, que le sang ne se coagule que longtemps après la mort que les poumons offrent une couleur quelquefois violette, mais en général, sont d'un rouge plus foncé que dans l'état naturel et ces lésions sont semblables à celles que produisent sur cet organe les poisons âcres et que par un phénomène inexplicable rien pendant la vie ne peut faire soupçonner, car la respiration n'est ni gênée, ni accélérée, que le corps se putréfie facilement; mais M. Orfila nie la plupart de ces assertions, il est loin d'admettre que les individus qui sont morts par les effets d'un narcotique se pourrissent constamment en très peu de temps, que leurs membres soient flexibles et l'autorité de ce savant fait loi en toxicologie, et alors dans ces cas là comment ferons-nous notre rapport aux magistrats, puisque le médecin légiste ne peut affirmer qu'il y a empoisonnement qu'autant qu'il prouve l'existence de la substance vénéneuse d'une manière irrévocable par l'analyse chimique ou par les propriétés physiques, il ne pourra alors, ce me semble que se borner à dire aux juges et au jury qu'il y a des probabilités en faveur de l'empoisonnement, mais qu'il ne peut pas prouver son existence. Les dépositions diverses et contradictoires des médecins dans le procès criminel de Castaing ont dû nous apprendre combien on doit être réservé et discret dans ces circonstances malheureuses, heureusement fort rares, et avec quelle prudence on doit chercher à soulever le voile qui couvre ces affreux mystères. Il est à déplorer que cet axiome de droit criminel, là il ne peut y avoir de crime où il n'y a pas de corps de délit, ainsi généralisé manqué jusqu'à un certain point de justesse, et je vais prouver par un fait qu'il peut se faire qu'il n'y existe pas de corps de délits, et pourtant exister un crime : je ne présume rien, du

reste, je ne fais que rapporter ce que j'ai eu l'honneur d'écrire à M. Hivert, procureur du roi près le tribunal civil de Ste-Menehould (Marne), qu'il honore par
ses talens et par une dialectique vive, serrée et pressante. Ce fait, d'ailleurs, a été
déposé pardevant M° Mathieu de Vienne, juge d'instruction, que son âge avancé, a
forcé de quitter une place où il avait su allier à la dignité de la magistrature, la bonté
la plus touchante et la plus rare amabilité, par la personne qui me l'avait raconté en
présence de nombreux témoins chez M. Camus, curé de Minaucourt, à propos d'un
procès en tripotage de conscription que suivait alors le ministère public contre une bohé-
mienne qui avait depuis quelque temps fait souscrire à son profit un billet de quelques
centaines de francs payable douze jours après la mort du souscripteur qu'elle trai-
tait ordinairement et avec lequel elle avait quelqu'accointance. Cet individu qui
s'était légèrement trouvé indisposé la veille où il l'avait mandée, allait déjà mieux le
lendemain qui était un dimanche, il goûtait même avec un de ses camarades, quand
cette femme arriva. Il lui conta ce qu'il avait éprouvé, lui dit qu'il allait mieux,
qu'il se sentait soulagé de ses quelques coliques de la veille : elle lui persuada que
pour les prévenir d'orénavant, il fallait que dès aujourd'hui même il prît la tota-
lité du contenu d'une fiole qu'elle lui remit qui était jaune et assez semblable à
de l'eau-de-vie dont il faisait quelquefois usage; il devait prendre de cet elixir
calmant une cuillerée toutes les heures; il prit la première à cinq heures, en répétant cette dose toutes les heures d'après la prescription du médecin femelle; il y eut
aussitôt la seconde dose, à six heures, une grande envie de dormir; à la troisième,
sept heures, elle était insurmontable; à la quatrième, huitième heure, lorsqu'on
le réveillait, il retombait aussitôt dans son sommeil; à la cinquième, neuf heures,
au moment où la nièce de cet homme, garde-malade intelligente, était allée se
jeter un instant sur son lit, son enfant ou son neveu qui était resté auprès de lui et
qui avait eu toutes les peines du monde à le réveiller, s'aperçut qu'il allait plus mal;
son oncle qui s'assoupissait de plus en plus, lui dit qu'il ne voulait plus boire de
ce breuvage, qu'il avait un mauvais goût, accourut chercher sa mère; le malheureux était alors dans un état vraiment apoplectique, et la nièce qui avait quelqu'habitude des maladies *tatait* souvent le pouls, elle le trouvait ( ce sont ses expressions ) *battant fort, gros et n'allant vite du tout, la respiration était tranquille,
elle avait biau le hochi, il ouvrissait les yeux et retombait endormi, sa figure était
rouge.* Elle cessa d'avoir des paroles de lui. On appela M. le curé qui, l'ayant vu
bien portant encore l'après-midi, ne le crut qu'assoupi et attendit pour lui donner
les secours de son ministère qu'il fût éveillé; mais un peu avant la mort qui eut lieu
dès le matin, la femme qui avait donné la boisson, revint, sauta sur la fiole qui contenait le reste de la potion et partit incontinent. La nièce qui avait vu assez souvent
des mourans et des morts (elle était même ensevelisseuse comme on le dit au village), fut fort étonnée de voir que chez les autres les membres qui se réfroidissaient,
et se roidissaient toujours, restaient chauds chez son oncle, mous, flasques, que
le ventre se météorisait, que le cadavre se putréfiait vite et qu'au moment de l'ensevelir
et de l'enterrer, jamais on n'avait éprouvé une odeur aussi infecte. ( Je me sers toujours de ses expressions), après nous avoir dit cela, comme je l'ai même rapporté à
M. le procureur du roi, j'a y eux doutance, ajouta-t-elle, mais... Je suppose maintenant
que l'autorité judiciaire, instruite de cet évènement par le fonctionnaire public du
lieu, eût ordonné une expertise médicale, entre tant de contradictions sur l'état
général des cadavres dans ces sortes d'empoisonnemens, comment le médecin légiste

eut-il pu éclairer la justice ? Puisque pour prouver qu'il y a empoisonnement, il faut qu'il prouve, comme je l'ai déjà dit, l'existence de la substance vénéneuse d'une manière irrévocable par l'analyse chimique ou par ses propriétés physiques, et que la fiole qui renfermait ce breuvage narcotique, autant qu'il est permis de le croire d'après l'énoncé de symptômes, était disparue, que ces substances ne laissent aucune trace de leur présence dans l'économie, que l'on ne trouve aucune altération dans le canal digestif des individus qui ont succombé à leur action, que les lésions des organes sont toujours innappréciables, et que les médecins les plus distingués sont loin, comme on vient de le voir, d'être d'accord sur l'état général des cadavres.

Il est des moyens préventifs de certains poisons animaux : on s'oppose à l'introduction du venin de la rage par la cautérisation à l'aide de l'application du fer rouge, ou mieux encore par celle du beurre d'antimoine ; on guérit la piqûre des insectes venimeux par l'alcali volatil, donné intérieurement et appliqué à l'extérieur ; on se préserve et on guérit de la morsure des serpents venimeux en se frottant extérieurement et en prenant à l'intérieur du suc de guaco, les voyageurs et les naturels des bords de l'Orénoque et de l'Amazone racontent des merveilles de l'efficacité de cette plante qui croît dans plusieurs contrées de l'Amérique méridionale.

J'ai eu rarement occasion de rencontrer des empoisonnemens, et mon expérience ne peut pas me fournir alors beaucoup de lumières ; cependant je parlerai de ceux dont j'ai été témoin. L'empoisonnement que j'ai rencontré et que l'on rencontre le plus fréquemment est sans contredit celui produit par les boissons alcoholiques depuis l'ivresse qui n'a pas été portée très loin et qui se guérit d'elle-même, ou à l'aide de vomitifs et qui ne dure que six à sept heures, jusqu'au côma profond dont la mort est quelquefois la suite. Les effets développés par les alcoholiques sont si instantanés, qu'il est hors de doute que leur première action s'exerce sur les extrémités nerveuses et agit sympatiquement sur le cerveau par le moyen des nerfs, et que leur absorption n'a lieu que par la suite, ce qui explique naturellement cette surprise des buveurs qui attribuent au grand air de se trouver dans un état d'ivresse quelque temps après qu'ils ont cessé de boire, dans le moment même où ils avaient lieu de s'en croire éloignés. On a surtout dans ces derniers temps vanté l'alcali volatil comme un moyen assuré de dissiper instantanément l'ivresse, et on a consigné dans les journaux de médecine beaucoup d'observations où on disait que son administration avait été suivie d'effets heureux, je ne pouvais m'expliquer ce phénomène qui me paraissait entièrement impliquer contradiction avec tout ce que je savais de l'action de l'ammoniaque sur l'économie animale, car on sait que l'alcali volatil exerce son action sur le système nerveux avec une promptitude extrême, je l'ai prescrit une douzaine de fois, et hier encore, au moment d'écrire deux mots de ses prétendues propriétés anti-énivrantes, j'ai eu occasion de le donner à un homme très-ivre, à la dose de 15 grains dans un verre d'eau édulcorée avec du sirop et de la fleur d'orange, et j'ai pu me convaincre que loin de dissiper l'ivresse, il l'augmentait comme je devais m'y attendre d'après son mode d'action, j'ai voulu savoir aussi jusqu'à quel point il était préventif de l'ivresse, j'en ai administré douze gouttes dans un verre d'eau à un individu de Ville-sur-Tourbe, nommé Coco, et, cet homme qui se soumettait avec plaisir à cette douce expérience, a été atteint d'une ivresse au deuxième degré au second verre d'eau-de-vie, tandis que 8 jours après je lui en fis prendre à jeun comme dans la première expérience, cinq verres de la même eau-de-vie, sans qu'il en ressentit d'autre effet qu'une bruyante gaîté que j'ai convertie de suite en une ivresse et en un abattement considérables en lui faisant avaler douze grains d'alcali. J'ai eu occasion de voir à Dun un ouvrier qui avait succombé à la suite de l'ingestion des substances alcoholiques, et cette action de l'alcohol agit avec plus ou moins d'énergie selon les idiosyncrasies et selon le plus ou moins de faiblesse des individus, et l'habitude ou la non habitude de son usage, car cet homme d'une excellente conduite n'avait pas bu plus que ses camarades qui n'étaient que gais, mais il ne jouissait pas habituellement d'une forte santé, et les individus faibles en ressentent plutôt l'influence. Cet individu qui était mort dans la nuit, sans avoir éprouvé d'autres symptômes qu'une propension au sommeil et qui avait eu des vomissemens au soir avant de se coucher, était déjà dès cinq heures du matin, quand je vis, froid, glacé, les membres extrêmement roides, et exalant une forte odeur d'alcohol. On a quelquefois pu confondre l'empoisonnement par les alcoholiques avec le choléra, et si je rapporte une historiette d'une semblable méprise, ce n'est pas pour me mettre tout-à-fait du côté des rieurs : au moment que le choléra éclata à Paris, un régiment reçut l'ordre d'en partir pour aller tenir garnison à Metz, il laissa plusieurs hommes en arrière; le bruit courait qu'ils étaient atteints de cette nouvelle maladie, mais dans une halte que fit le régiment, il laissa un soldat que l'on porta à l'hopital, cet homme avait entièrement perdu la connaissance et paraissait asphixié, on assembla toute la faculté de la petite ville, qui, ayant déclaré que c'était un cas de choléra, avait mis toute la population en émoi; on cherchait vainement à le *déchóloriser*, on s'avouait qu'il ne pouvait pas être plus terrible au pays des Bramins, quand le malade rendit spontanément une grande quantité d'eau-de-vie, recouvra la raison et la santé, et dissipa toutes les craintes que pouvaient faire naître sa présence. Tous les accidens que j'ai vus suite de l'abus des mercuriaux ont toujours été lents à se dissiper, je les traitais d'abord avec la limonade, puis sur la fin, avec les chlorures. Nous avons eu à l'hôpital Saint-Pierre, à Bruxelles, un proscrit français qui avait avalé dans l'intention de se détruire, presqu'un verre à liqueur d'acide nitrique (eau forte), il a été traité par le tartre stibié et l'albumine, les accidens consécutifs ont été combattus par des boissons douces, des décoctions de mauve et de violettes, on n'a employé aucune émission sanguine; et en effet, comme nous l'avons déjà remarqué, il n'y eut chez lui que des exacerbations fréquentes, mais point de vraie réaction ; le pouls était serré, petit, vite et concentré, il donnait au plus fort des redoublemens de douleurs de 120 à 125 pulsations par minute, il se détacha beaucoup de légers escarhes, il fut longtemps à se rétablir et après sa sortie de l'hôpital, je le rencontrai quelques fois au parc trainant une vie languissante, et où l'assistaient toujours avec un air si bienveillant la jeune et belle épouse de M. le colonel Desaix, et la jolie chalonaise, Mlle Charmette Courtois, fille de l'ex-conventionnel, qui de toutes les françaises étaient celles qui l'embellissaient le plus à l'époque où le Nain jaune réfugié en Belgique, pétillait d'esprit, de gaîté et de malice. J'ai vu à la Guyara, périr en vingt-quatre heures un jeune pacotilleur de Bordeaux, qui au sortir de se baigner s'était endormi sous un veloutier, et avait été piqué à la lèvre supérieure par un coral, on l'avait traité par l'alcali volatil et les éthers à haute dose le pouls était lent, il ne souffrait pas, mais il était stupéfié. J'ai eu, au canton de Ville-sur-Tourbe, à traiter presque dans le même temps trois individus atteints de la rage, le premier était mourant quand je l'ai vu, mais l'un des deux autres qui avait été mordu en même temps que le premier par un levrier qui venait de courir un lièvre, était agité convulsivement et ne trouvait plus de repos, la plaie qui était cicatrisée depuis plusieurs mois et qui était située au-dessous du nez devint lancinamment douloureuse, et les douleurs qui de cette partie se propagaient jusqu'aux sinus frontaux étaient terribles, cruelles, les envies de se moucher étaient fréquentes, les éternûmens incessants, affreusement convulsifs, mais la muqueuse qui tapisse les narines était desséchée; l'autre qui s'ignorait, car il était loin de penser qu'une louve qu'ils avaient tuée, il y avait six mois, en l'assénant de coups de pieux et dans la gueule de laquelle il avait enfoncé son poing dans l'instant de sa mort et qu'il avait retiré ayant seulement le petit doigt ensanglanté pour l'avoir pressé sur une de ses dens, avait pu lui communiquer le venin de la rage, entrait en convulsion quand il était piqué par des mouches, il avait une telle crainte de leur piqure ou même de leur contact à cause des douleurs inouies qu'elles lui causaient qu'il fallait être continuellement occupé à les chasser d'auprès de lui; l'un et l'autre ne purent rien avaler, la vapeur de l'eau chaude même ne pouvait pas pénétrer jusque dans leur gosier; ils avaient horreur de la lumière et de tous les corps éblouissans, mais pas de la vue de l'eau lorsqu'elle était dans un vase de couleur terne. Je l'ai mis dans un bain tiède, il ne put l'endurer, mais il ne se trouvait bien nulle part, je les ai saignés tous deux inutilement, il n'y eut pas même le plus léger amandement dans les symptômes, (1) et c'est un vrai conte que de nous dire qu'il est des remèdes contre la rage déterminée, car la déglution est impossible et quoique j'ai essayé de faire pénétrer de l'eau dans leur gosier à l'aide d'un chalumeau, cela ne fut pas possible, il y avait des convulsions si vives de l'arrière bouche, du pharinx et du voile du palais, qu'elles leur faisaient rejeter le vase avec une sorte d'étonnement et de frayeur !.. Et si jamais on parvient à découvrir un remède contre cette terrible maladie, on ne pourra l'employer qu'extérieurement, soit qu'on l'applique sur le tissu cellulaire, soit qu'on l'injecte dans les veines, puisque la déglution est impossible. J'ai vu étant étudiant en médecine à Rheims où je faisais quelquefois le service d'élève à la prison des criminels, un individu et sa nièce condamnés à mort et dont le pourvoi en cassation avait été rejeté, s'empoisonner dès le matin du jour même fixé pour leur exécution, avec du vert de gris qu'ils s'étaient procuré en urinant dans un vase qui contenait quelques gros sols du cuivre; ils eurent des vomissemens abondans, l'homme fut conduit à l'échafaud et subit sa peine au milieu de vomissemens continuels et d'angoisses inexprimables, mais la fille qui n'était âgée que de 22 à 23 ans, se déclara enceinte au moment où on lui signifia le rejet de son pourvoi. M. Chaix, procureur impérial, sursit à l'exécution, ordonna un rapport médical sur l'état de cette malheureuse, MM. Duquesnel, Savigny et Simon, en firent un aussi discret, aussi lumineux que l'on devait l'attendre d'eux; ils déclarèrent qu'à l'époque de trois mois et demi il était impossible de reconnaître parfaitement une grossesse, puisque les mouvemens du fœtus, seuls signes certains et infaillibles de cet état ne sont sensibles pour la mère et au toucher

---

(1) J'ai exploré attentivement leur bouche et je n'ai rien vu qu'un léger enduit jaunâtre sur la lange, mais j'y ai cherché en vain les glandes que Paccioni dit avoir observées et dónt la cautérisation amenerait selon lui une guérison certaine, et qu'en vérité je crois encore plus que douteuse.

au plutôt que quatre à cinq mois après la conception ; ils demandèrent qu'il leur fût donné encore au moins deux mois pour asseoir leur jugement, ce délai fut accordé, mais la femme mourut dans cet intervalle. J'ai eu occasion de voir à Ville-sur-Tourbe, un asphixié par la vapeur du charbon, il recouvra l'intégrité de ses fonctions intellectuelles, le pouls ne s'est pas ranimé, il est ordonné alors de saigner, je l'eusse fait volontiers, mais c'est que je n'ai pas trouvé de veines, la chaleur s'est conservée deux jours. (1) Un jeune Lycéen à Rheims, qui avait mangé des moules à dîner, eut un erysipèle, cela ne pouvait dépendre que d'une disposition particulière de l'estomac, comme beaucoup de savans l'ont observé, ou de propriétés vénéneuses dont on ne connaît pas la nature intime de quelques-uns de ces mollusques et au sujet des poissons vénéneux.

' M. Orfila croit que la qualité vénéneuse du clupé Cailleux-Tassart peut dépendre beaucoup du climat puisqu'il empoisonne dans l'Inde et que l'on a vu aux états du Grand-Mogol, un nègre qui éprouva des couvulsions horribles et mourut une demi heure après en avoir mangé ; l'action de ce poisson, dit-il, est tellement rapide que l'on a souvent vu à Saint-Eustache des individus qui expiraient pendant qu'ils en mangeaient encore, tandis qu'on le mange impunément à Puerto-Rico. Cette assertion de notre célèbre toxicologiste où il parle de l'action du climat comme cause des qualités différentes de ce poisson me paraîtrait plausible encore s'il n'était question que des Indes Orientales, mais puisqu'on le mange impunément à Puerto Rico, tandis que l'on a vu souvent mourir à Saint-Eustache des gens en le mangeant, je ne puis m'expliquer cette action climatérique par rapport à ces isles, car Saint-Eustache et Saint-Thomas où ce poisson est vénéneux sont des isles du vent les plus rapprochées de Puerto Rico ; il n'y a que quelques lieues de distance entre elles ; et Puerto Rico, entretient même à l'aide de pirogues à la voile, le marché de Saint-Thomas, où en compensation des qualités vénéneuses du clupé Cailleux Tassart, on trouve de belles oranges vertes qui ont un goût même plus délicat et plus exquis que celles de Portugal et des Açores. Et la preuve encore que les qualités vénéneuses ou non déléterres des mêmes espèces de poissons sont loin comme il le semblerait à M. Orfila de dépendre du climat, et qu'il faut admettre une autre cause inconnue pour expliquer ce fait ; c'est que La Guyara et Puerto Cabello, situées sur la côte orientale de Vénézuela offrent par rapport aux qualités des poissons une différence essentielle, car ils sont on ne peut meilleurs et salutaires à La Guyara, qu'ils n'y occasionnent jamais d'accidens, et qu'à la ville comme à bord des vaisseaux on en fait

---

(1) Dans le traitement de l'empoisonnement dû au gaz oxide de carbone, on préconise les saignées. J'avoue que je suis forcé de me récuser alors et que je ne puis rien dire de ses effets ; puisque je n'ai pu obtenir de sang, mais il est de précepte aussi d'en exclure les émétiques, et je n'en vois pas la raison. Aussi contrairement aux opinions des sommités médicales qui devraient naturellement me subjuguer, je crois devoir en indiquer l'emploi, et si je les ai prescrites, ce n'est point comme pour dans les autres empoisonnemens éliminer les matières que contient l'estomac, mais dans le but de produire des vomissemens qui ne peuvent avoir lieu sans exciter des efforts, des contractions de l'estomac, du diaphragme, etc., qui sont souvent alors comme convulsés, ainsi que le système musculaire entier et dont l'influence se fait nécessairement ressentir surtout aux organes de la poitrine et dont leur secousse, leur ébranlement réveillent, réexcitent les propriétés vitales, diminuées ou presque éteintes du cœur, dont elles peuvent faire renaître les contractions et ils favorisent en mettant en jeu celles des poumons, l'oxidation du sang et tous les phénomènes chimiques de la respiration.... Mais je n'ai pas été assez heureux pour obtenir d'eux une action vomitive.

une grande consommation , surtout des rougets qui s'y vendent à vil prix et qu'à Puerto Cabello ils sont vénéneux et où on n'ose en manger crainte d'accidens qui ne manquent jamais d'arriver après en avoir fait usage. Je suis fâché que ce point de la science n'ait point été traité par celui qui était le plus capable de nous éclairer sur ce phénomène, par M. de Humbold ; mais ce naturaliste arrivé à Cumana fut de suite, pour s'acclimater dans ce nouveau monde, visiter les missions de Chagmas, et revint par la route de Valence rejoindre à Caracas M. Bonpland qui était passé à Puerto Cabello en gagnant la capitale du Vénézuela par la Guyara. ( Plus tard j'aurai encore à parler d'autres particularités d'histoire naturelle et de médecine qu'offent les deux ports de cette nouvelle république.) M. de Ségur dans ses mémoires et souvenirs rapporte qu'on l'avertit au mouilliage de Puerto Cabello de se défier des poissons qu'on peut y pêcher en quantité, parcequ'il y existe des fonds de cuivre qui rendent la chair de ces poissons souvent dangereuse ; mais je ne puis admettre cette opinion ; et en effet, comme le fait remarquer M. Orfila qui la combat, non parcequ'elle est rapportée par ce brillant auteur, qui l'a donnée sans prétention d'après ce que lui en ont dit les habitans ; mais parcequ'elle est accréditée sur d'autres parages et professée par des médecins et des naturalistes, mais M. Burrows, dont M. Orfila s'appuie de l'autorité, se demande, en parlant des poissons que l'on croit rendus vénéneux à cause des préparations cuivreuses qu'ils contiendraient, comment il est possible de concevoir l'introduction de ces préparations dans leur corps ? Sans doute après leur dissolution dans l'eau ? Non., car les analyses de l'eau de la mer , faites dans différens lieux, n'y ont jamais démontré un atôme de ce métal. D'ailleurs ces animaux ne seraient-ils pas tués après l'ingestion d'une préparation-cuivreuse ? Cependant, M. Orfila est loin d'entendre que les poissons, qui s'attachent au cuivre qui recouvre extérieurement les vaisseaux et qui contient du vert de gris ne soient nuisibles par la quantité du poison qui est appliquée à leur surface.

## CINQUIÈME CLASSE.

### Typhus.

Non réactifs, et trop souvent avec stupeur extrème, sidération et typhomanie.

Typhus, qui vient de tuphos, ( stupeur ) est un terme abstrait et qui me paraît devoir être employé pour désigner généralement toutes les affections graves non réactives, tandis que le mot fièvre qui vient de ferveo, ( je bouillonne,) également abstrait me paraît devoir être conservé seulement pour désigner les affections aigues, phlegmasiques avec réaction. Ces dénominations générales me paraissent claires, et présenter à l'esprit au moins quelque chose de différentiel , d'opposé, de net, de précis et l'essence réele de ces diverses affections.

La classe des affections typhoïdes renferme des ordres, des genres, des espèces et des variétés nombreuses , car elle comprend les éruptions varioliques, scarlatines, les rougeoles, les pemphigus, les miliaires, etc., que l'on appelle pourprées ou gangréneuses ; les maux de gorge gangréneux, symptômes le plus souvent concomittans de ces affections, la pourriture des plaies, dites d'hôpital, l'antrhax ou pustule maligne, le charbon, les érysipèles et zonas gangréneux. Les auteurs ont parlé du danger de la complication de la péritonite et de la métrite puerpérales, avec les fièvres adynamiques et ataxiques et ne sont entrés à cet égard dans aucun détail par rapport au traitement, et ils ont été tous aussi réservés sur ce point qu'ils ont été laconiques dans leurs descriptions, car ils se sont seulement bornés à en faire mention. Et y a-t-il rien qui puisse plus induire en erreur les praticiens que ces expressions de peritonites puerpérales compliquées de fièvres graves ? Sans doute que sous une vive inflammation, suite de couches, que l'on n'aura pas combattue, ou que l'on n'aura pas su traiter, elle pourra se terminer par la gangrène, mais alors elle serait l'effet de cette inflammation portée au-delà de toute limite et ces fièvres puerpérales comme on les désigne, sont toujours traitées efficacement par les émissions sanguines, locales et abondantes, les bains de siége, etc. Mais il est d'autres affections puerpérales, celles qu'on dit compliquées des fièvres adynamiques et ataxiques, qui loin de se présenter sous un état inflammatoire sont de leur nature gangreneuses, et où on ne rencontre ni douleur, sans laquelle il n'y a guère d'inflammation, ni chaleur, ni ce pouls fréquent, dur et plein ou quelquefois abdominal comme le disait Bordeu, et qui sont les symptômes des péritonites, métrites ou vaginites réeles qu'elles soient puerpérales, ou qu'elles dépendent d'autres causes, et où la douleur est si grande que l'on ne peut alors supporter la moindre pression sur l'abdomen ; et où au contraire le pouls est serré, petit, vite, faible et misérable, les traits du visage décomposés, le ventre souple, balloné, les seins flasques, les lochies d'une couleur brune, noire, décomposées, d'une fétidité extrême et tachant le linge d'une manière particulière, joints à cela de la stupeur et du délire. Hé bien ! d'après le vague de ces dénominations qui donnent une idée si fausse de cette affection, le silence désespérant des auteurs qui ne nous en ont point donné de descriptions, silence qui vaut encore mieux que de nous en avoir donné de fautives et surtout la doctrine aujourd'hui existante, on est naturellement porté à traiter et on traite en effet cette affection puerpérale essentiellement gangreneuse non réactive, comme si elle etait aigue, phlegmasique et avec réaction du système circulatoire et on ajoute à la gravité déjà si grande de la maladie un traitement qui doit nécessairement et infailliblement alors conduire les malades au tombeau. C'est dans cette classe que l'on doit surtout comprendre les fièvres que l'on appelle graves, les vermineuses, pétechiales, parotidiennes, adynamiques, ataxiques, intermittentes pernicieuses, certaines dyssenteries que l'on peut regarder essentiellement gangreneuses, la fièvre jaune, la peste d'Orient. Les typhus dont la nature est toujours de stupéfier, de typhoïser toute l'économie, de diminuer ou d'anéantir la réaction du principe vital, revêtent des caractères particuliers selon les lieux, l'air, les eaux et les alimens. Et les typhus de nos pays, quels que soient leur caractère, peuvent se montrer sous les formes bilieuses, muqueuses, diarrhéiques, dyssentériques, peripneumoniques, ataxiques selon les constitutions régnantes, tandis que la fièvre jaune et la peste qui régnent dans des pays constamment chauds n'offrent pas ces diverses nuances où au moins elles n'y sont pas aussi tranchées et ne diffèrent guère que par leurs plus ou moins de gravité.

Toujours plus graves en raison directe de leur défaut de réaction, ne nécessitant jamais les émissions sanguines ni générales, ni locales où au contraire elles sont essentiellement contre-indiquées, toujours funestes et où l'observateur attentif, clairvoyant a pu voir dans ces graves affections que quand les malades étaient atteints d'hémorragie, n'importe à quel degré de leur période ; elles étaient passives, les aggravaient immédiatement et entraînaient la perte des malades, tandis que dans les affections aiguës réactives, elles étaient actives, une crise salutaire qui décidait la maladie et amenait la guérison. Je sais que dans le typhus qui a régné épidémiquement à Paris l'année dernière, M. de la Roque, à l'hôpital Neker, s'est bien trouvé et a eu à s'applaudir de ses succès en l'abordant hardiment au début avec quelques grains d'émétique ; il est possible, certain même, que sa nature particulière que je ne connais pas, indiquait cette médication, mais malgré qu'elle ait été heureuse, je ne voudrais pas prendre cet exemple pour règle de conduite dans tous les typhus, et le regarder comme une méthode exclusive que l'on dût constamment suivre, car moi qui en ai vu beaucoup, que j'ai traité avec bonheur, je n'ai jamais fait vomir que quand la nature m'en montrait visiblement l'indication ; il est assez rare que j'aie employé les émétiques au moins à leur début, et je ne les ai fait jouer que quand la coction comme le disaient les anciens, s'était opérée, qu'il y avait une détente, si je puis m'exprimer ainsi, et qu'il existait une langue sale, des nausées et quelques fois des vomissemens spontanés ; et l'eau de Seltz que l'on a donnée à Paris comme purgatif, n'agit que comme rafraîchissant et un peu astringent. Dans les commencemens des typhus, qui simulent ordinairement un état inflammatoire, je ne prescris généralement que des boissons froides, l'eau fraîche et les acides végétaux ou minéraux et quand la langue de sèche, fendillée qu'elle est ordinairement, devient humide, que la fuliginosité des dents et souvent leur agacement disparaissent, que la coction s'opère, je passe aux divers sirops, soit administrés seuls dans de l'eau légèrement tiède, ou bien mêlés avec de la gomme arabique, aux bavaroises au lait et à la fleur d'orange, à nos crêmes de table et à de bons consommés ; j'ai soin de faire respirer le grand air sans découvrir le malade, car on pourrait arrêter ou repercuter la sueur dont s'accompagne cette seconde période de la maladie, et aussitôt que la membrane muqueuse de la langue n'offre plus ce gonflement particulier, cet épaississement qu'elle présente après son état de siccité, qu'elle s'est écaillée, pélée pour ainsi dire, qu'elle est nette, qu'elle revient à son état normal, que le pouls est relevé et que l'appétit se fait déjà un peu sentir que je touche enfin à la troisième période ; je donne, quand même il y auroit encore de la surdité et du délire qui caractérisent ordinairement le typhus de la limonade vineuse et du bon vin pur en petite quantité ; en Belgique, nous donnions alors de la bière forte, et j'attends toujours pour mettre mes malades en convalescence que le pouls soit revenu à son état naturel, et que toutes les fonctions s'exécutent librement, facilement et avec une sorte de plaisir qui constitue la santé, et ce n'est seulement qu'alors que je les laisse voler de leur propres ailes et que je ne crains point ces désolantes rechutes qui n'ont lieu que parceque la solution de la maladie n'a point été complette. Mais il y a une variété du typhus où les affusions d'eau froide surtout si recommandées par M. Récamier sont héroïques, c'est toutes les fois que le typhus est ataxique et que le pouls ne s'éloigne pas trop de son état naturel, que la peau est sèche et brûlante ; je pourrais citer des observations qui me sont personnelles, où leur efficacité a toujours été constante, je me bornerai à une seule, parceque cette médication a fait beaucoup de bruit dans le canton de Ville-sur-Tourbe et qu'elle a été couronnée d'un succès inespéré. Colot jeune berger de 20 ans, qui avait vu mourir cinq de ses frères d'un typhus qu'ils appellent fièvre chaude, était attein t depuis quelques jours d'une fièvre ataxique, le délire était à peu près continuel, il y avait insomnie, le pouls était presque naturel, mais le corps, et principalement le dos, étaient couverts d'anthrax; une consultation eut lieu, je n'ai pas besoin de dire que MM. mes collègues proposèrent les émissions sanguines à outrance, leur grand cheval de bataille, je m'y opposai par toutes les raisons que j'énonce dans cet opuscule et voulus à l'instar des savans et célèbres professeurs de clinique interne de Paris ét de Bruxelles, MM. Récamier et Caroly, employer les affusions d'eau froide, dont je reconnaissais l'opportunité. Aux premiers sceaux d'eau que l'on jeta sur la tête de ce jeune homme, il sembla reprendre connaissance, il y eut une suspension momentanée du délire et il nous dit : que vous me faites de bien ! |Je me sens soulagé, ce n'est point assez du sceau, allez donc chercher la pompe, je le sens, c'est de l'eau froide qu'il me faut sur la tête. Au bout de quelques jours pendant lesquels les affusions se répétaient plusieurs fois dans la journée, et qu'il demandait avec instance, qu'on les lui fit et les lui réitérat, le délire disparut; mais les anthrax restèrent si douloureux que le malade ne put pendant longtemps se reposer qu'appuyé sur ses coudes et ses genoux.

J'ai vu beaucoup de typhus sous toutes les formes, dans le petit coin de la Champagne, que j'habitais et où ils régnaient fréquemment avant l'invasion du choléra dont je vais parler, et je puis dire que j'ai été constamment heureux dans leur traitement; je n'ai, à proprement parler, perdu de ces malades que quand sans expérience encore, je traitais ces maladies par la méthode anti-phlogistique, et je crois que l'on peut poser en principe que toutes les fois que les émissions sanguines ne guérissent ou ne soulagent point, elles sont inutiles, contre-indiquées ou funestes, car quel est le but que l'on se propose par ces émissions ? c'est de diminuer l'excitabilité du cœur et de toute l'économie, de modérer la réaction de tous les systèmes et en particulier du système vasculaire, de diminuer la quantité du sang qui se porte, qui afflue vers le point enflammé; oui, dans tous les cas d'inflammations, soit générales, soit locales, la méthode anti-phlogistique ou les émissions sanguines générales et locales réussiront toujours, car c'est-là qu'elles sont impérieusement commandées, tandis qu'elles seront inutiles, aggravantes, mortelles toutes les fois qu'on les emploiera dans un état différent ou opposé aux sthénies.

Je ne sais dans lesquelles des deux classes précédentes ou de celle qui suit (les Névroses), placer le Choléra. Je vais dire ce que j'ai vu, senti, observé et le lecteur pourra alors être à même de le caser à sa véritable place : Nous ne connaissions point en Europe cette maladie de l'Asie, et si nous avions lu quelques descriptions d'un Choléra-Morbus, ce n'était guère que celles de douloureux et violens embarras gastriques plus ou moins intenses, nés au sein de la chaleur de nos étés, mais plus communs et plus violens encore sous des latitudes élevées; ou bien on nous disait encore, ce qui n'était rien moins que rassurant, que les symptômes propres au typhus des Indes-Orientales, étaient assez analogues à ceux de l'empoisonnement par le Sublimé-Corrosif ( deuto-chlorure de mercure); avec lequel il était aisé de le confondre au moins dans les premiers instans. Ce point de la science est très-important à annoter; car M. Orfila, le plus célèbre des toxicologistes des deux mondes, aussi savant et habile en médecine pratique qu'en toxicologie, et qui sera toujours une des plus illustrations médicales du dix-neuvième siècle, insistait beaucoup dès 1818, et faisait observer dans ses cours brillans, animés par son élocution facile et son léger accent

espagnol, suivis et toujours applaudis comme ils méritaient de l'être; comme dans
son excellent traité des poisons, ouvrage unique en ce genre, qui a rempli une
lacune dans la science, qui manquait encore à la médecine légale, à la législa-
tion, et qui doit infailliblement lui ouvrir les portes de l'Institut; il faisait observer,
dis-je, qu'il est de la plus haute importance que le médecin ne perde jamais de
vue l'analogie, la ressemblance même parfaite qu'il y a entre les symptômes produits par certains poisons et ceux qui constituent plusieurs maladies spontanées.
L'ignorance de cette partie de la médecine entraînerait l'expert dans des erreurs très-
graves. En effet, ces erreurs sont encore plus funestes qu'elles ne sont scanda-
leuses; car je suis souvent à me demander comment nous sommes assez osés pour
nous faire médecins, quand on vient à songer sérieusement à tout ce qu'il faut
savoir ou au moins ne pas entièrement ignorer dans ce malheureux metier, lors
qu'avec la centième partie des connaissances réelles qu'il faut acquérir si pénible-
ment dans cet art dont plusieurs branches, il est vrai, sont conjecturales comme
tant de gens, qui pourtant n'y connaissent rien, le répètent jusqu'à la satiété,
et qui courant après l'esprit et la plaisanterie, les laissant toujours s'échapper; mais
qui demandent, pour être bien étudiées et exercées, une organisation particulière,
on pourrait peut-être se faire remarquer dans une autre profession plus lucrative,
moins pénible; car ce calcul des probabilités qu'elles nécessitent pour être aussi mé-
dicalement juste que possible, s'opère en quelque sorte par un instinct secret, par
un tact médical heureux et qui ne sont point des fruits de l'étude. Car ce sont
de vives inspirations de certains je ne sais quoi, que dans tous les arts, ceux qui
les cultivent avec quelque distinction sentent mieux qu'ils ne peuvent le rendre;
quand enfin nous sommes chargés d'éclairer la justice sur tant d'objets délicats
qui intéressent tout à la fois la fortune, la vie et l'honneur des citoyens et que
comme les jurés la main sur notre cœur, et sur la foi du serment, nous devons
rentrant en nous mêmes, écartant les illusions d'un sot amour-propre, et n'ayant
alors le plus souvent de témoins de nos pensées que Dieu seul et notre conscience,
on attend de nous de faire jaillir une lumière dans l'obscurité qui nous environne
si souvent ainsi que la justice, il y a là en vérité, de quoi faire trembler. Cette
tâche sans doute est belle, noble, mais qu'elle est difficile et délicate; et, je
ne crains point d'en appeler à tous ceux des médecins qui ont été dans le cas
épineux d'être entendus aux cours d'assises sur de graves et perplexes questions
de médecine légale. J'ai connu un de ces exemples terribles d'une méprise fort
innocente d'ailleurs, dans une expertise judiciaire, je suis loin certainement et il
ne m'entrera jamais dans le cœur ni dans l'esprit de rien faire qui puisse blesser l'a-
mour propre de personne, mais je me dois à moi-même et à la vérité d'en parler
ici. Il y a quelques années que dans une petite ville de la Marne, M. et Mme....
bien portans, s'étaient mis à midi à table avec un bon appétit, le service consistait en un potage au gras et en un bouilli de bœuf, on mangea comme à l'ordinaire et les restes furent distribués à un mendiant et à ses enfans, mais bientôt
survinrent à ceux qui avaient goûté de ces alimens des ardeurs d'estomac, des coli
ques affreuses, des crampes, des vomissemens, une fièvre horrible, enfin tous le cortège de symptômes des plus effroyables maladies, une mort prompte s'en suivit, le mari
fut le premier qui succomba à tant de tourmens, une mort aussi tragique et les maladies simultanées et ressemblates de Mme et des pauvres, éveillèrent l'attention et
la sollicitude de la justice qui voulant se rendre compte de cette catastrophe, et

s'en éclairer, ordonna bien vite une expertise médicale, on procéda de suite à l'autopsie qui démontra des altérations, des ulcérations gangréneuses fort étendues de tous les tissus, et de tous les organes de la vie organique. Le commémoratif était effrayant, la servante avait été renvoyée le matin même du funeste repas, mais malgré cela elle servit encore le dîner et ne mangea pas. M. B..... qui avait donné les premiers soins à ces malades, attribuait tous les symptômes qu'il observait à un empoisonnement par des substances éminemment corrosives ; on analysa toutes les matières contenues dans les organes digestifs, mais soit par défaut d'habitude, peut aussi même par un manque d'études spéciales pour ce genre d'expertise, on ne reconnut aucun poison, le second médecin qui n'est plus, dit que la mort n'était due qu'à une maladie du foie, un troisième très-instruit du reste et laborieux autant que consciencieux, mais par trop préoccupé et l'imagination toute embrouillée de la marche du choléra qui désolait alors la Prusse, s'étourdit et crut à l'invasion de ce typhus de l'Orient, sur le théâtre où ils opéraient et lui fit faire sans coup férir le saut de Berlin à..... A ce mot si sinistre de choléra-morbus, MM. les juges n'en demandèrent pas davantage et s'en retournèrent..... Bientôt dans un sujet si triste et si grave, se mêlèrent des plaisanteries à propos de la nouvelle si inattendue et si officielle de la soudaine apparition du choléra, et le médecin qui avait émis cette opinion y tenait beaucoup, la défendait, sans pour cela, se rendre persuasif avec autant d'opiniâtreté que de chaleur, il semblait parler de conviction ; enfin à quelques jours de-là, Mme. et les pauvres succombèrent à leurs maux, les magistrats ordonnèrent de nouvelles investigations qui ne produisirent aucune lumière, la dissidence dans les opinions était encore la même que dans les premières recherches et la conclusion de ces MM. étant toujours conforme à celle qu'ils avaient précédemment donnée (on voit qu'ils étaient loin d'être unanimes sur la nature de ces maladies et sur la cause occasionnelle de la mort.) MM. le procureur du roi et le juge d'instruction prirent le sage parti de faire encaisser dans une boîte de plomb tout le canal digestif, après que l'on eut pratiqué à l'œsophage et la fin des intestins, des ligatures convenables, ces restes furent alors adressés à M. le procureur-général à Paris, qui nomma M. Orfila, pour les examiner ; ce toxicologiste y trouva en quantité des grains d'acide arsénieux, il les produisit à la session de la cour d'assises de Rheims, où l'affaire fut renvoyée pour y être jugée et où il expliqua à la satisfaction, j'oserai même dire à l'étonnement de la cour et de MM. les jurés, par quel ingénieux procédé il était arrivé à cette découverte qui honore la science, et son opinion appuyée de ses preuves, de la représentation de la substance toxique, prévalut malgré l'opposition de deux de ses collègues entendus comme témoins et MM. les jurés et la cour, comme on le croit bien, après avoir entendu M. Orfila, se crurent suffisamment éclairés, et n'eurent alors aucun doute sur la nature de l'empoisonnement qui avait causé la mort.

Le second cas que je vais citer offre pourtant, pour avoir été l'objet d'une méprise, quelque chose d'un peu moins sérieux que le précédent, les jeunes gens trop présomptueux pourront y trouver une leçon utile et apprendront peut-être, mais non, ils sont incorrigibles, au moins ceux qui n'ont point reçu une bonne éducation, à se défier un peu d'eux mêmes. M. riche-propriétaire d'un bourg de la Meuse, faisait élever des dindons, ces MM. étaient déjà parvenus à leur adolescence et s'engraissaient à loisir dans l'heureuse ignorance du sort qui les attendait, et leur belle santé qu'annonçait la vive écarlate de leurs rabats, faisait venir l'eau à la bouche.

en pensant au plaisir que l'on aurait, en croyant sans doute, leur faire beaucoup d'honneur de ne les croquer que dans de grandes occasions et dans de douces réunions de famille; car c'est un sort réservé aux animaux, comme à la naissance, à la beauté et aux empires d'avoir leurs jours fastes et néfastes; lorsque l'on vit dans une de ces belles après midi du dernier automne, rentrer à une heure inattendue toute cette dindonnerie; ces délicieuses bêtes étaient chancelantes, se balançaient, pirouettaient, tombaient, s'accouvaient, tenaient d'abord leur bec et leur col enfoncés sous leur ventre, entre leurs pattes et paraissaient accablés, anéantis; puis plus vite encore et avec une rapidité convulsive plus prompte que l'éclair, les étendaient en l'air comme pour pouvoir plus facilement respirer, leurs yeux hagards, puis éteincelans, roulaient, se convulsaient horriblement dans leurs orbites et ces pauvres diables de dindons ne se relèvaient que pour retomber de nouveau,... ils paraissaient menaçans... La préposée aux soins de ces succulens nourrissons, accourut toute tremblante et pamée au point de n'en pouvoir plus, en avertir son maître qui, avouant avec quelque gaîté qu'il ne se connaissait pas en hippiatrie, ne pouvait rien dire, rien conseiller et que son devoir et l'honneur lui imposaient de se récuser dans une circonstance aussi délicate, mais que pourtant sans qu'il voulut qu'on le confondit avec les brames de l'Inde, il ne voulait pas laisser crever sans secours d'aussi utiles animaux, bien que pourtant malgré sa philantropie, il disait à qui voulait l'entendre, qu'il était loin d'aimer ses dindons pour l'amour d'eux mêmes comme d'aimables dames de son endroit, divinisent leur perroquet cause de lui, et qu'il fallait absolument recourir au plus vite aux gens de l'art. Le corasmin de M. plus diligent et plus malheureux encore que celui d'Orosmane va, court chercher et ramène au vol le carabin du lieu; l'amour et le temps ont des ailes rapides, mais l'intérêt qui essaie si obscurement les siennes, crut trouver l'occasion favorable de briller et les lui donna en cette fatale circonstance; le suppôt d'Esculape arrive alors tout essoufflé, haletant, rendu, n'en pouvant plus ....., cherche même avec préciosité, tout en grillant de recevoir des complimens à s'excuser sur son peu de vélocité, et dit avec afféterie qu'il eut désiré arriver plutôt, mais que l'amitié et les douces sympathies qui ont aussi des ailes n'avaient marché qu'a pas de tortue. Il salue d'un air préoccupé M. et Mme; il est enfin reçu dans la maison comme quelqu'un dont on pense avoir besoin. On lui fait comme dans toutes les maisons de bon ton la gracieuse politesse de le conduire de suite auprès de ses malades; il les examine, les tourne, les retourne, met la main sur leur cœur, écoute le bruit de ses battemens, calcule le nombre de ses contractions, s'arme d'un stétoscope et percule, ausculte la poitrine et grace à l'instrument de Lœnec, avec lequel je n'entends pas grand'chose, ni les autres non plus qui veulent paraître si connaisseurs, j'aime mieux la franchise des italiens qui avouent ingénument qu'ils se guident pour porter leur diagnostic sur les symptômes généraux et locaux, sans l'aide de cet instrument dont l'application est difficile, fatigante et qu'une bien jeune et jolie demoiselle d'Ecuré, atteinte de phtisie, a refusé hier l'application qu'elle a regardée avec raison comme immorale, il reconnut lui intuitivement qu'il existait sur quelques points des poumons, un rale muqueux et même tant soit peu sibilant, et il fait entendre dans ce moment décisif avec la gravité d'un docteur en perspective, ces mots sinistres et si à la mode, qui parfument les bouches des Gilblas nouveaux, Gastrite, Gastro-entérite intenses, Dothinentérite, inflammation des muqueuses gastriques et pulmonaires, s'étendant aux tissus subjacens céphalite par la sympathie que tout le monde sait exister entre l'estomac et le cerveau. Mort, enfin tout attéré et se résumant, il conclut et prononce d'une voix de Stentor, un mot plus terrible encore que tout cela. Etat hyper-anormal, non, non, les assistans, malgré la scène dont ils étaient de désolés témoins, ne purent s'empêcher de rire jusqu'aux larmes, et comme la petite cousine de Julie, ils ne purent pleurer sans que le rire ne s'échappât par quelque coin, et ce rire était aussi naturel que celui dont éclatait le célèbre professeur Boyer, quand il entendit pour la première fois cet étrange mot, cette sauvagerie de la langue française sortir de la bouche d'un aspirant au doctorat dans un examen et que, ne pouvant plus y tenir, il s'écria avec cet accent, cette bonhomie que nous lui avons tous connue, belle découverte! oh! dorénavant les malades en général s'en porteront mieux sans doute.

Enfin, mieux inspiré que le pauvre diable qui lisait, copiait et barbouillait toujours du papier sans penser jamais, le phénix des médecins des bêtes, jugea après avoir pesé mûrement la valeur de tous ces symptômes, que ces belles et bonnes gastrites dont ses malades étaient atteints et dont l'altération de leur voix annonçait tant de gravité, étaient dues à un empoisonnement opéré par des substances éminemment corrosives, qu'il ne pouvait encore dire à quel poison cruel de cette nombreuse classe il avait à faire, mais en attendant qu'il approfondît cet affreux mystère, il prescrivit du lait que tous les voisins du quartier, gens d'ailleurs assez charitables, s'empressèrent d'offrir, on en gorgeait inutilement depuis deux heures toute cette gent volatile, le mal semblait empirer et leur sommeil paraissait fatigué par des rêves effrayans, qui de temps à autres les agitaient convulsivement; quand tout à coup changeant de batteries. Faisons alors, dit le fier docteur, la médecine des symptômes et la fortune secondera mon génie et couronnera enfin mes généreux efforts. La constipation me paraît être ce qui incommode le plus ces pauvres jésuites, obvions-y vite, d'ailleurs c'est un point capital à saisir dans toutes les maladies et même en bonne santé, quand on réfléchit à l'influence du physique sur notre moral, de tenir le ventre libre, clystérisons à l'instant, car l'occasion, comme l'a dit le père de la médecine, est fugitive, et l'indication en est pressante, il faut vite en profiter. Le domestique prit avec soin et beaucoup de ménagemens, le plus important de cette mourante bande, car à tout seigneur, tout honneur, Gerard fut l'heureux privilégié, Gérard, que tous les enfans alors en pleurs avaient vu avec tant de gaité se promener encore le matin même dans la rue, avec la gravité du cumulant et insatiable greffier municipal; il le mit entre ses cuisses, le tint par les ailes, et en le soulevant avec peine, car il était si gros et si gras, il présenta un derrière de Vénus à maître Seringa, qui admirait et flairait avec délices le parfum de cette fleur chérie des apothicaires, pour qu'il instrumentât plus à son aise. Aussi Dieu sait s'il contenta cette fois son envie, il s'en donna, mais s'en donna, il avait là au moins ses coudées franches, et ce que l'on n'oserait tenter sur les humains on le fait sans crainte sur les bêtes, aussi n'y allait-il pas de main morte. On obtint enfin après beaucoup de fatigue et d'effort, après avoir seringué et reseringué plus de cent fois, avec un soulagement marqué; quelques crottes qu'il lui flaira, et dont l'odeur lui parut plus agréable, plus délicieuse que celle de l'héliotrope au voluptueux Pérou; c'était plus qu'un trésor, semblait-il en pareille circonstance, on les gouta, on les incinera, on les analysa, enfin on fit jouer tous les réactifs connus, et on crut reconnaître à priori, la substance toxique, il ne s'agissait plus alors que de trouver un contre poison spécial, et on sait que le nombre en est infiniment petit, et leur efficacité souvent plus que douteuse, en pareil cas je prescrirais toujours les émétiques, les boissons tièdes, muscilagineuses et huileuses en quantité, et après l'élimination du poison, je crains les émissions sanguines, générales et locales pour parer aux accidens inflammatoires, quand après avoir été absorbé, il n'exerce pas une action stupéfiante sur le système nerveux; mais au village, à la ville, voire même à la cour, les médecins manquent quelque fois d'àpropos, et on voit que je suis bien modeste, alors braquant ses lunettes sur son nez, avec lesquelles il espérait voir plus clair qu'on ne le voyait à la lanterne au commencement de la révolution; il formula, l'ordonnance fut dépêchée à l'apothicaire, tout le monde était en extase à la vue de cette nouvelle comète que l'on croyait aussi bienfaisante et protectrice de la basse cour de M..... que l'avait été celle de 1812, qui nous fit boire du si bon vin; mais il ne faut pas s'endormir ni se laisser aller au bonheur que ces astres trompeurs nous promettent. On vit un instant luire à l'horizon cette laide comète et sa vilaine queue, et les astronomes du pays en l'indiquant, en la vantant comme le font tous les auteurs de découvertes crurent rendre un service aussi signalé à leur pays que le fit Herschel lorsqu'il vit Uranus, que l'on aperçoit à peine avec les meilleurs télescopes de Grœvic du petit globule que nous habitons et où s'agitent sur sa croute terrestre tant de polichinels et de marionnettes. Mais les Dindons, tout dindons qu'ils sont et à qui on n'a pas donné un si beau nom pour rien ont, malgré cela comme tous les animaux, excepté leur Roi, un instinct secret qui les porte à ne prendre que ce qui peut leur être agréable et sanitaire, c'est en effet chez eux une impulsion irrésistible; aussi le pauvre Gérard refusa obstinément et avec une force répulsive toute Herculéenne, le breuvage que lui présentait M. Guérit-tout, qui a la bonté de croire et d'avouer avec la candeur d'une jolie fillette que la science médicale entière est personnifiée en lui. On ouvrit donc le beau bec de cet intéressant poulet d'Inde, et à l'aide d'une petite seringue comme je le fais toujours dans le tetanos et les affections convulsives où les mâchoires sont le plus souvent resserrées, on lui injecta avec beaucoup de précaution et en laissant à la déglution le temps d'opérer; car cette première et dernière fonction de la vie est d'un mécanisme admirable et bien compliqué, le précieux antidote qui devait opérer des miracles; mais, comme on l'a dit, l'antidote est un poison pour ceux qui ne sont pas empoisonnés, et le contre-poison que l'on injectait par le bec de l'animal ne fut pas plutôt arrivé dans son ventricule que l'infortuné se débattit, fit des contorsions, sembla attaché à la terre et ....., expira. Alors on n'entendit plus que des sanglots et les cris douloureux et si déchirant, Gérard n'est plus.....! Gérard est mort....! Le brillant artiste, dont le soleil se serait honoré d'éclairer les succès et dont la terre allait s'empresser de couvrir les bévues s'en prenait du décès de son illustre malade tout à la fois à l'art et à la nature et s'écriait avec l'accent du désappointement plutôt qu'avec celui du regret et du désespoir.

Le ciel n'est pas plus pur que le fond de mon cœur.

Les nouvelles fâcheuses circulent bien vite, car ce n'est pas pour les annoncer qu'on a établi les postes, elles n'en ont pas besoin, elles se transportent sur les ailes du vent et ont le plus souvent les éclairs pour courriers; tout le monde était dans l'attente de l'issue de cet évènement de basse-cour, car au village comme chez les potentats il ne faut qu'un rien pour trouver lettres de créances lorsque la sensibilité de l'officieux Quéjeanja, la perle des vétérinaires s'éveilla; il accourut sur cette scène de douleurs et de deuil offrir ses services, il dit sous la dictée du rare savoir qu'il ne pouvait point croire à un empoisonnement et que si réellement il avait lieu, il était l'effet des narcotiques et non point celui des corrosifs, que tous les symptômes qu'il observait comme la dilatation des pupiles la non érection des plumes et une infinité d'autres encore lui faisaient raisonnablement émettre une opinion contraire à celle de son bien savant confrère, mais qu'il pensait dire la vérité, toute la vérité, rien que la vérité, et que l'on devait l'en croire sur sa vieille et heureuse expérience, en rapportant que la maladie de ces volatilles pouvait bien avoir quelque ressemblance avec la petite et bien commune indispositon dont il avait été atteint le dimanche d'auparavant à la suite d'une soirée orageuse, et il prouva avec une logique serrée, pressante, qui révélait le petit Condillac du canton, que MM. les dindons avaient dû nécessairement faire un ribotage; il demanda même, tant il était sûr de son fait qu'on lui abandonnât le pauvre Gérard et qu'il était décidé par amour pour la science de tenter sur lui même la périlleuse expérience de le manger... Mais le domestique qui avait quelque bon sens, lui dit, mon ami, tiens, je suis né en Belgique, et dans ce pays-là comme par tout ailleurs, on semble tenir bien plus à la vie des bêtes qu'à celle de l'homme; car chaque fois qu'un animal meurt, il est d'usage de l'ouvrir et l'on veut savoir la cause de sa mort, ce qui n'est toujours qu'une petite consolation, mais qui vivifie l'art, et on n'oserait le faire par rapport à nous; car il n'y a que les malheureux qui permettent qu'on le fasse aux leurs et les personnages distingués, mais le nombre en est si petit; car la fortune et les dignités ne font ni l'esprit ni le mérite, et qui élevés au-dessus de leur siècle, consentent, demandent même pour leur consolation et dans un intérêt de santé et de science bien entendu, qu'on ouvre leurs proches; instruisons-nous et rendons tout à la fois hommage à la curiosité et à la science, car j'ai un certain pressentiment qui me fait croire que tu as raison et que ces animaux ne sont vraiment point empoisonnés par des corrosifs; mais aussi malheureux, qui a tant de science, pourquoi ne t'ais-je pas connu plutôt, car au lieu de maquignoner ici tu porterais maintenant l'épaulette! J'ai été à Leyde au service de l'opulent M. Bruxhmans, je t'aurais présenté à lui et il eût volontiers fait ta fortune, car c'était un homme aimable et obligeant, chef des chirurgiens militaires et de la marine, il nommait aussi aux emplois de vétérinaires et d'horticulteurs à Batavia, il t'y aurait envoyé.... C'était l'homme le plus savant en histoire naturelle qu'il y eut en Hollande, il était tout puissant et son amitié fut recherchée de Louis Bonaparte à l'époque où canards, canaux, canailles étaient sous les lois de cet excellent prince. On ouvrit cette bête avec toutes les règles de l'art et on trouva.... que le ventricule du dindon était gorgé de cerises, de groseilles, de prunes, de pêches et d'abricots à l'eau-de-vie que la jeune et jolie dame de la maison croyant gâtés, avait ordonné de jeter le matin même dans la rue; on abandonna l'ivresse des autres dindons à la nature, et le lendemain matin ils étaient aussi gais et appétissans que jamais. On fit comme c'est la coutume au village, un repas de noces aux funérailles du défunt, mais au dessert, au lieu de lui chanter un *de profundis*, ce qui eût été bien inconvenant, le maître du logis et les convives crièrent et jurèrent qu'on ne les y prendraient plus. On l'enterra au son de l'air chéri: *Où peut-on être mieux qu'au sein de sa patrie*, avec moins d'attendrissement pourtant que quand la musique des chasseurs à pied de la Garde répondit à la Bérézina à l'ordre de l'empereur: *Veillons au salut de l'empire*, par cet air qui excita les regrets de nos guerriers et de leur chef, d'être si loin de la France et qui augmenta leur vaillance. On le mit au pied du marronnier d'Inde de l'habitation où il venait ordinairement à l'heure de midi dans les belles journées de l'été, chercher le frais et se livrer au repos, qu'il portait même jusqu'à la paresse, qu'il savourait avec autant de délices que Figaro, et dont le doux ombrage lui rappelait ceux de son pays; et il charmait les tourmens de son exil, en pensant peut-être à l'Inde, car la philosophie des Bramines est bien éloignée de celle de Descartes, et où il était possible qu'il regretât d'être transporté si loin des lieux où reposent ses ancêtres et où ses égaux sont au moins sûrs de mourir de leur belle mort, et de ne point être mangés, *car ne fais pas à autrui ce que tu voudrais qu'on ne te fît pas à toi-même* est aussi une douce maxime de la métempsycose, et les habitans des rives trop vantées du Gange qui croyent au passage de l'âme d'un corps mort dans un autre vivant se garderaient bien alors dans la crainte de représailles de frapper les animaux, de répandre leur sang et surtout de les manger. On couvrit le tertre sous lequel il reposait d'une pierre de marbre avec cette inscription :

Ci-gît Gérard, mort comme tant d'autres, victime d'une science utile, mais trop difficile à acquérir, et pourtant toujours funeste quand elle est mal interprétée.

Les voyageurs qui revenaient de l'Inde, signalaient à la vérité les meurtriers effets du choléra, mais ils n'en donnaient aucune description ; Raynal avait attribué à la disette du riz les nombreuses mortalités dues à de terribles épidémies qui avaient désolé le pays qu'arrose le Gange, et M. de Jouy tout entier à ses aimables productions, ne nous a rien dit de l'Inde, sinon que l'on ne rencontrait qu'à Paris les séduisantes Bayadères qu'il a fait représenter à l'Opéra, et la première fois que j'en eus réellement connaissance, c'est à Saint-Thomas, une des Antilles danoises, le repaire des mauvais sujets des deux mondes, des corsaires, des négriers, des pirates, des incendiaires, etc., et dont la vue de son port si beau et si sûr, toujours couvert de légères goëlettes et de plus de mille jolies yoles à la voile et à la rame qui annoncent la surprenante activité du commerce trop coupable de cette charmante petite ville, une des plus jolies et la plus riche des colonies est digne de la gravure : la fièvre jaune y régnait alors et en allant acheter chez un libraire des ouvrages qui en traitaient, il me tomba dans les mains une petite brochure publiée en France, par M. Moreau de Joannes, officier d'état-major à la Martinique, qui, des trente-deux officiers en garnison dans cette belle colonie, était le seul qui n'eut point succombé à ce fléau, affection quelque fois aussi meurtrière que les deux pestes d'Orient ; cette brochure à laquelle était jointe une carte qui traçait son itinéraire depuis qu'il avait franchi ses limites naturelles, nous faisait pressentir et craindre déjà que nous ne tarderions pas à en être atteints dans l'occident de l'Europe et peut être même dans le groupe des îles Vierges où nous étions ; car il n'en est pas de cette maladie de l'Asie, comme des typhus de l'Amérique et de l'Egypte ; en effet, il est d'observation que ces derniers n'ont jamais dépassé le 45e degré de latitude nord, tandis que le choléra traversant l'Asie et l'Europe dans le sens des parallèles, avait sévi dans leurs zônes glaciales comme sous leurs latitudes élevées. M. Meynier jeune et très aimable officier de marine qui commandait alors le brick *l'Eugénie de Bordeaux*, voulut bien me communiquer les renseignemens qu'il avait recueillis sur cette maladie pendant son séjour à Calcuta, il y avait quelques années lors d'une épidémie où le gouverneur des possessions Anglaises dans l'Inde, en mourut en dix heures. Toutes ces données fournies par un homme d'esprit, la lecture de cet opuscule du savant officier à qui nous devions de précieux détails sur la fièvre jaune et qui avait suivi en excellent observateur la savante clinique de Savaresi à l'hôpital de la Martinique, car il est vrai de dire et il est de fait qu'un médecin qui a quelqu'instruction pourra avoir sur une maladie des données d'autant plus certaines, qu'il en aura été atteint lui-même et qu'il aura su s'observer; aussi aimons-nous et nous lirons toujours avec intérêt les observations que rapportent de la fièvre jaune qu'ils ont eu le triste privilège de pouvoir observer sur eux-mêmes, MM. Moraux de Joannès et Bailly : ce savant médecin contagioniste en a été atteint au cap Français lors de l'expédition du général le Clerc à Saint-Domingue. Toutes les diverses descriptions que je lisais, tout en m'éclairant sur ses symptômes, me laissaient dans un doute complet sur son étiologie, sa nature et son traitement, et quand ce typhus éclata à Paris, sans cause appréciable; le rapport de l'académie sur le choléra, rédigé et publié d'après la demande du gouvernement, les leçons de M. Broussais que partant toujours d'un principe faux semble tirer des conséquences justes, et celles bien autrement savantes de M. Magendie, ne m'en disaient, ne m'en apprenaient pas plus, car la lumière qu'ils s'efforçaient de répandre sur ces graves et affreux objets semblait ne m'éclairer qu'à la manière des feux follets et ne me tiraient pas davantage de mon embarras et de l'obscurité dans lesquels j'étais, que la lettre de cet expérimentateur habile lors de son séjour en Angleterre où il était allé l'étudier et le voir en observateur exact et de beaucoup de génie, ni que celle dictée par un sentiment de reconnaissance de Dupuytren à M. Rotschild; les traitemens si différens à l'hôtel Dieu et dans les autres hôpitaux de la capitale, et leur non réussite surtout, accablaient mon esprit et j'étais dans cette cruelle perplexité quand ce typhus refluant dans les départemens éclata à Sainte-Menehould et à Châlons; je m'empressai d'aller l'étudier dans ces deux villes, et je suivis les quelques assassines et gilblasiénnes méthodes de traitement de la médecine Broussaïque qu'on employait avec une foi robuste pour le combattre comme si on avait eu à faire à une fièvre inflammatoire car ils empêchaient et anéantissaient même la réaction d'un cœur qui était faible, asphixié, glacé, et j'en revenais encore moins satisfait que je ne l'étais avant de me préparer à aller l'observer.

Lorsqu'à mon retour j'éprouvai en arrivant à Suipes du dégoût et trouvai mauvais tout ce que l'on pût me servir à souper et ne pus supporter l'odeur d'un mets que je trouve excellent, (c'était des cailles vertes), le lendemain j'eus des maux de cœur, des nausées fréquentes qui parurent se calmer un peu en buvant du vin de Champagne mousseux, et le soir, au Mesnil où je couchai, je refusai de souper, j'étais sans appétit, la nuit fut agitée, mon sommeil était lourd, je rêvassais; mais le matin à mon réveil, j'étais comme assommé, et je vomis en faisant de grands efforts des matières d'un jaune sale et très épaisses, j'avais quelques envies d'aller à la selle, et je faisais d'inutiles efforts pour en rendre, je me sentais très gêné de l'estomac, ma voix était cassée, l'air des appartemens m'incommodait, je recherchais le grand air qui paraissait me soulager, mais l'odeur d'un mortier que l'on faisait auprès de moi m'était insupportable, me faisait mal, j'étais impatient, inquiet, voulant et ne voulant plus, je pris sans le désirer et en m'efforçant un verre d'eau sucrée froide, je mis dans ma bouche un morceau de sucre que je trouvai mauvais et mon cœur comme on le dit se soulevait constamment sans pour cela vomir.....
Ces symptômes allaient toujours croissant en intensité, je montai à cheval pour revenir à Ville-sur-Tourbe, et une demi-heure après, j'arrivai tout défait et encore

plus malade à la ferme du Beau-Séjour, mon air décontenancé, abattu, malade, effraya la jeune fermière, j'y repris un verre d'eau sucrée froide que j'avalai avec peine, j'éprouvai des vertiges, et quoiqu'il fit un soleil brillant, il me paraissait pâle et froid; la nature me paraissait attristée et muette comme avant un orage, j'arrivai en tenant mon cheval au pas à onze heures, à Chausson, charmante habitation de M. Paloteau qui me témoignait beaucoup d'amitié, je ne pouvais alors me faire entendre à peine, tant ma voix était devenue encore plus cassée, l'anxiété précordiale que je n'avais cessé de ressentir depuis le matin était devenue plus considérable, plus insupportable; j'avalai avec répugnance quelques doigts d'un excellent vin vieux que je ne trouvai pas bon et que je vomis aussitôt, et là, comme au Mesnil, je fus obligé de me coucher sur l'herbe, j'avais des nausées continuelles, la pensée seule de prendre des alimens me faisait soulever l'estomac, la conversation la plus amicale, la plus bienveillante m'était insupportable et ce n'était qu'avec la plus grande des peines que je pouvais la soutenir un instant, et c'était trop pour moi de répondre par de légers monosyllabes; j'étais d'une tristesse affreuse et indicible; j'avais déjà été malade en ma vie, mais je n'avais jamais rien éprouvé de semblable et je m'ignorais encore sur ma position, puisque je dis à Madame P...... qui était toute de bienveillance auprès de moi, qu'elle n'avait rien à craindre de ma présence, et que quoique je vinsse des lieux où régnait le choléra, je n'en étais pas atteint pour cela, que j'étais triste sans doute et très-souffrant, mais que je pensais que ce n'était qu'une simple indisposition. A midi, je rentrai dans la salle à manger, et là, je me vis à travers une glace; ma langue était humide, légèrement saburrale, enduite seulement d'une petite couche jaune, mes yeux paraissaient plus enfoncés dans leurs orbites; mon pouls était tombé à 51 pulsations par minute, mon cœur battait faiblement, je me ressouvins que je n'avais point uriné de la nuit, ni du matin, je n'en avais aucune envie. Je ne doutai plus alors que j'étais réellement atteint du choléra, j'en gardai le secret et repartis de suite à cheval, en route j'essuyai une petite averse qui parut me soulager un peu; enfin j'arrivai, n'en pouvant plus, et toujours plus malade encore, car tous les symptômes que j'ai énoncés s'étaient sensiblement aggravés; il était une heure après midi.

Je suivis pour me traiter moins le raisonnement basé sur les diverses théories que j'avais lues, que l'indication instinctive que me donnait la nature, car je me sentais vraiment empoisonné et je pris en une seule fois dans un demi-verre d'eau froide, six grains de tartre stibié, je ne tardai pas à vomir plusieurs fois en éprouvant de violentes crampes aux extrémités des mêmes matières que celles du matin, mais au dernier vomissement les contractions de mon estomac furent si vives et si fortes, que je me jetai hors du lit et que je projetai à une grande distance une trainée de matières cholériques qui faisaient une légère effervescence sur le pavé, je crus dans ce moment-là que mon estomac se rompait, je me trouvai de suite soulagé comme par enchantement, et à mon anxiété si pénible, si douloureuse succéda immédiatement un calme parfait, je m'endormis de suite et commençai à suer extraordinairement, et mon lit fut bientôt inondé de cette sueur d'une fiétidité particulière; au bout de deux heures, j'eus envie d'uriner, et mon urine rare et rouge était cuisante, mais malgré la chaleur qui faisait à cette heure là, le moindre contact de l'air extérieur me glaçait et de tout cet appareil de symptômes il ne me restait plus dès six heures qu'une douleur pénible à l'estomac que je parvenais à calmer en appuyant fortement mes mains sur la région épigastrique, mon pouls était relevé et battait fortement, il était plein, souple et donnait quatre-vingt-dix pulsations à la minute. Je ne faisais usage, et encore c'était sans soif, que de quelques cuillerées d'eau froide ou de groseilles, ma voix était moins cassée, j'avais repris de la gaité et ma conversation était redevenue affectueuse, quand arriva, pendant cette période de réaction, un jeune médecin phlebotomiste exclusif, qui venait plein d'innocence et de bonne foi m'offrir charitablement ses services et voulait absolument me saigner : je me hâtai de le remercier et je priai de vouloir bien mettre en pratique son aimable méthode sur d'autres que sur moi ; il se fâcha comme ils le font tous, quand on leur parle de leur folie, et il me dit qu'il aimerait mieux que tous les malades mourussent plutôt que de ne pas suivre le grand principe établi par le médecin de Casimir Périer ; je me sentais guéri contre la grande régle à la vérité, c'était le principal, car j'avoue que je n'étais pas plus de l'avis du médicastre que de ce député qui s'écriait : Périssent plutôt les colonies qu'un principe ! La sueur toujours d'une odeur particulière ne cessa de continuer, mais en quantité décroissante. La nuit, le sommeil fut encore pénible et la douleur épigastrique constante, le lendemain tout s'amenda encore, et je ne fis usage que des mêmes boissons et également en petite quantité de celle de la veille ; la deuxième nuit, j'éprouvai des érections continuelles et douloureuse ; le troisième jour, je hasardai quelque peu de bouillon que je trouvai délicieux ; le quatrième jour, je n'étais plus que douloureusement constipé et je rendis, à l'aide d'un bain de vapeur, composé avec une décoction de cerfeuil, je ne sais qu'elle matière endurcie qui se détacha avec peine et qui me soulagea de suite, je pris le grand air et bus avec plaisir du vin pur ; ma voix était toujours cassée et la parole me fatiguait bientôt, j'étais encore faible, je recherchai avidement le soleil et la nature me parut alors belle, fraîche, animée, le soleil éclatant et chaud comme entre le tropique, et tout jusqu'à la terre me semblait exhaler une bonne et douce odeur. Ces sensations si délicieuses, mais de trop courte durée, me rappelèrent celles que j'avais éprouvées à mon retour de la nouvelle Andalousie, lorsqu'après n'avoir respiré que le goût saumâtre de l'eau de la mer pendant une traversée de quarante-huit jours, nous entrâmes à la suite d'un léger orage la nuit dans les terres par la plus belle matinée possible, le jour de la Saint-Jean, patron de notre capitaine, dans la magnifique Gironde ; l'air était embaumé de l'odeur de la terre et des fleurs des prairies couvertes d'herbes et de la vigne qui florissait sur les rives du Médoc et de la Saintonge qui sont belles aux yeux de tout le monde, mais qui à cette saison surtout paraissent enchantées à ceux qui reviennent du continent méridional de l'Amérique. Ma voix resta cassée pendant huit jours, et si, comme on l'a défini, la santé consiste dans l'exercice libre, régulier, facile de toutes les fonctions et même encore avec un sentiment de bien être comme l'ajoutait à cette définition un des hommes les plus vrais en médecine et des plus spirituels, M. Duquesnel, j'en jouissais pleinement. Depuis, j'ai eu quarante-deux cholériques à traiter de tout âge, de tout sexe, de tout tempéramment, offrant tous des nuances diverses, et j'ai été assez heureux pour n'en perdre que deux ; je les ai tous traité comme je l'avais fait pour moi, je leur administrai au début le tartre stibié depuis six jusqu'à dix grains et immédiatement après les vomissemens, arrivait toujours la période de réaction quand même la cyanose eût existé comme cela m'est arrivé de l'observer plusieurs fois. Cependant je dois citer quelques particularités qui sont offertes sous l'empire de cette médication. Une jeune femme à Servon que je soignais, assisté de M. le curé Renard, dont le dévoûment fut sublime, éprouvait d'horribles crampes que rien ne pouvait appaiser ; en même temps que je faisais agir dans son estomac six grains de tartre stibié, je la faisais frotter par six personnes avec des brosses trempées dans de l'eau froide, et ces crampes qui s'appaisaient sous ces frictions se renouvelaient à l'instant même où on les suspendait; le lendemain matin elle allait bien, et malgré ma défense elle eut l'imprudence de prendre un léger bouillon de grenouilles, mais il s'en suivit des battemens de cœur qui durèrent plus d'un mois. Une seule fois je fus sur le point de pratiquer la saignée : au moment où la procession passait, c'était à Ville-sur-Tourbe, un hussard très robuste du 5ᵉ régiment qui arrivait de la promenade, tomba anéanti, ses yeux étaient rouges, injectés, il ne pouvait supporter la lumière qui lui occasionnait des douleurs atroces, les veines étaient grosses, le pouls plein mais facilement dépressible et j'étais à peine préparé pour cette opération que les veines n'étaient déjà plus visibles, je hasardai pourtant une piqûre qui fut sans résultat, la peau n'avait même plus d'élasticité; j'employai alors mon traitement ordinaire, et comme toujours, je réussis au-delà de toute espérance : un capitaine commandant l'escadron, officier distingué, M. Tirlet, lieutenant général d'artillerie et Monseigneur de Prilly, évêque de Chalons étaient présents, je me fis un devoir de leur exposer nettement ma manière de traiter le choléra et de mes succès, ils voulurent bien y applaudir et me dire qu'ils me comprenaient fort bien; en effet, en fait d'opinon médicale, j'aime vraiment mieux avoir à converser avec des hommes d'esprit qu'avec la plupart des médecins sectaires, sots et fous enthousiastes; car je regardais alors comme aujourd'hui le choléra comme un véritable poison qui porte spécialement son action sur les nerfs de la vie organique et dont le plexus solaire éprouve la première atteinte; le cerveau reste intact, car dans cette affection on n'observe jamais de délire, et quand l'autopsie nous démontre des altérations organiques et de tissus, elles sont consécutives, effets de la maladie et non point la cause, et ces désordres ne s'observent que quand les malades ont succombé après plusieurs jours de maladie ; il est des cholériques où on a dit qu'on n'avait rien trouvé du tout lorsqu'ils avaient succombé de suite, ce qui confirme de reste ce que j'avance, mais alors on a trop dit lorsque l'on a énoncé un pareil fait qui n'est vrai que parceque les observateurs n'avaient en vue et ne faisaient attention qu'à ces graves désordres que l'on regarde comme le principe de la maladie, d'une inflammation et de ses suites, mais n'est-ce donc rien que le ramollissement des tissus, ce sang appauvri, poisseux, privé de fibrine et le défaut de contractilité du tissus musculaire et du cœur sous les excitans galvaniques ?

Dans un rapport publié sur la demande du gouvernement, on a dit qu'il résultait comme vérité dominante que pour la guérison du choléra il n'existait point de spécifique ni de méthode exclusive de traitement; pour des spécifiques comme on l'entend, il n'en existe vraiment pas pour aucune maladie, car on voit souvent échouer le mercure, le quinquina, l'iode, le souffre, etc., dans les mêmes maladies, où on les employe presque toujours avec efficacité, mais je crois moi, et je la regarde comme une vérité démontrée, qu'il existe pour le choléra une méthode exclusive de traitement au début, et que c'est l'obtention des vomissemens à l'aide des émétiques, je le crois d'après mes observations, de celles de M. Gérad, médecin à Etain, que je n'ai pas l'honneur de connaître et surtout parceque disent, sans s'en douter et par conséquent sans en avoir tiré des conclusions en faveur de cette médication, les académiciens membres du rapport que je vais citer, je copie textuellement. « On a administré l'ipécacuanha à haute dose durant cette période algide ou de concentration, quand il n'y avait point de symptômes de surrexcitation gastrique. Chez quelques individus, on a vu pour l'ipécacuanha ce qui a été observé pour la saignée, c'est-à-dire, que la nature restait inerte sous l'action de cette médication ; il n'y avait ni nausées, ni vomissemens, mais quand les vomissemens avaient lieu, lorsqu'ils étaient multipliés, rapprochés, violents, la peau se réchauffait, le visage s'animait, la sueur s'établissait, la diarrhée cessait et le malade passait souvent de la situation la plus alarmante à un état entièrement favorable. » Et que voulez-vous donc de mieux ? et c'e t après avoir énoncé des faits aussi clairement exprimés, aussi positifs, aussi bien observés dont une lumière devait jaillir et nous éclairer, que l'Académie déclare qu'un assez grand nombre d'autres médicamens ont été tentés dans les diverses périodes du choléra ; que les faits et le temps lui manquent pour la juste appréciation de ces moyens, qu'elle veut à peine les indiquer tels entr'autres, le tartre stibié, etc. J'avoue d'après l'extrait du rapport adopté en séance le 15 mai 1832, que je ne m'attendais pas à une pareille conclusion de la docte compagnie qui avoue ingénuement que le temps, à la vérité, lui a manqué pour la juste appréciation des faits qu'elle énonce, et qu'elle a toujours vu heureux toutes les fois, etc. Il fallait alors élever vos dosses jusqu'à l'éméticité ; et de qubi vous effrayez-vous donc et pourquoi cet éternel rabâchage de surexcitation gastrique ? Mais en vérité, cette surexcitation gastrique dont le nom forme toute la science de tant de médecins à peu près comme le Goddem dans la bouche de Figaro formait la connaissance de toute la langue anglaise, quand elle existe, n'est pas en ce cas, comme dans tant d'autres causes premières, n'est pas le type des maladies, elle n'existe que comme effet, mais d'ailleurs, est ce qu'elle n'existe pas dans beaucoup d'autres empoisonnemens où vous ne craignez pas d'employer les émétiques ? Enfin ce continuel épouvantail me prouve la vérité, et me rappelle alors ce que disait un philosophe du dernier siècle : qu'il ne pouvait se défendre, au milieu des ténèbres et dans la solitude de la nuit, de l'impression que lui faisait toujours l'apparence des images fantastiques qu'on lui avait peintes dans son enfance, et avec lesquelles on l'avait bercé; c'est que le lourd, débile, sanglant et dictatorial Broussaïsme pèse encore sur les meilleurs esprits mêmes et les terrorise, qui ne peuvent secouer entièrement son joug ; qui hésitent, craignent de sacrifier leur opinion à la mode ; car enfin, il faut le dire hardiment, il n'y a guère que des médecins distingués par leur savoir et leurs autres qualités personnelles, qui oseraient sur un grand théâtre avouer que leurs malades n'ont pas au moins une légère gastrite; car ce mot est aujourd'hui le grand talisman de la médecine, et il n'y a pas encore quarante-huit heures au moment où j'écris ces lignes, qu'une jeune dame de Dun, Madame G. que l'on a il y a, quelques années, aisément leurrée pendant 7 mois pour le traitement d'une maladie que l'on a décorée de cet éternel et unique nom, a éprouvé les mêmes symptômes ; elle m'a raconté le traitement qu'avait employé son médecin, elle déraisonnait là dessus avec beaucoup de grâce, mais surtout elle tenait à avoir une gastrite, je me gardai bien de la contrarier; car en effet, si l'on doit avoir en tout temps des égards pour les dames, c'est surtout quand elles sont malades; je reconnus une névrose du système digestif; je prescrivis quelques verrées d'eau froide et d'une limonade citrique; j'appliquai et fis maintenir un mouchoir trempé d'eau froide sur l'épigastre, et cette prétendue gastrite que la bonne fortune de l'ancien médecin lui avait éternisé, guérit sous cette médication en vingt-quatre heures. Aussi les médecins physiologistes, grâce à leur ignorance, font fortune et sont toujours même les plus courus, et en effet, il est aujourd'hui beaucoup de personnes, dans toutes les conditions de la société, qui craindraient de guérir, n'importe de quelle maladie, sans l'emploi même à outrance des saignées et des sang-sues. En effet, la nouvelle doctrine médicale où on a si gratuitement attaqué avec tant d'indécence le vénérable et illustre Pinel, aussi bien que le traité de la manie du furieux M. Broussais, véritable sang-sue où l'on rencontre pourtant avec plaisir quelques vérités éparses, ne sont qu'un vrai tissu de folies et sont remplis de sophismes un peu moins innocens, sans doute, que les nouvelles sornettes que sont venus tout exprès du nord nous débiter à Paris, M. et Madame Haneman, couple très-bien assorti, et qui prouvent au moins qu'avec leurs médicamens qu'ils employent, à doses *infinitésimales*, ils ne sont pas d'infiniment petits charlatans.

Et le choléra dont le berceau paraît être les pays qu'arrose le Gange, est dû à un poison dont l'influence pernicieuse, délétère, peut s'étendre à tout le règne organique, qui échappe à tous les moyens d'analyse, qui ne change pas la composition intime de l'air atmosphérique qui lui sert de véhicule, et qui, dans les lieux où l'épidémie règne, lui imprime peut-être toujours une odeur particulière; car je me rappelle qu'au plus fort de son accroissement, en revenant des Pavillons où l'air est d'une grande pureté, et sans cesse renouvelé par les salutaires exhalations des végétaux et des fleurs qui couvrent ce joli écart de Sainte-Ménehould, je sentis dans le faubourg, sous un léger vent du nord-est, un goût que je ne pouvais comparer à aucun autre et qui me déplaisait; je le fis observer à un de mes frères, avoué, avec qui j'étais et qui le sentit comme moi; deux heures après, je me promenais avec M. Moulin dans son jardin situé sur le point culminant de la ville, et nous ressentîmes sous le même rhumb de vent cette impression désagréable; j'ai vu aussi beaucoup de personnes en d'autres endroits qui m'ont assuré avoir été affectées d'une odeur particulière à son apparition et pendant sa durée; et je tiens d'hommes dignes de foi, MM. les employés des eaux et forêts de Montmédy, et surtout de M. Chanonin, sous-inspecteur, que l'on ne peut accuser de prévention, qu'à Avocourt (Meuse), des milliers de petites mouches noires tourbillonnaient dans l'air qui paraissait empesté au moment même de son invasion, et qu'un officier qui en était enveloppé, fut soudainement atteint de l'épidémie qui fit des ravages affreux dans cette commune, et mourut en quelques heures. (1) Je veux bien croire qu'au milieu de tout ce que l'on se plaît à raconter il y ait de l'exagération ou de l'erreur, mais on ne doit pas négliger de tenir compte de ce qui peut avoir trait aux causes de cette terrible maladie, qui intéressera toujours vivement la médecine et la société. L'étiologie de ce typhus oriental que l'on attribue aux effluves qui s'exhalent des rizières de l'Indostan, me paraît encore inconnue, car l'observation dément cette assertion de l'origine du choléra, comme elle le fait pour celle de la fièvre jaune, et si les médecins qui ont recherché les causes de ce fléau croyent les avoir trouvées dans les miasmes délétères qui s'exhalent de rivages aussi insalubres, que ceux des isles du vaste archipel des Antilles, ainsi que des eaux stagnantes et des végétaux, comme les mangliers et les mancenilliers dont les fruits contiennent un poison très-actif, qu'on laisse corrompre sur les bords brûlants de la mer des Antilles; ils ne laissent pas que de se tromper, car M. de Humbold, dont l'opinion dans toutes les sciences fait autorité, détruit cette théorie; en effet, si la fièvre jaune naît sur des plages insalubres, elle se manifeste sur des côtes en apparence bien saines du continent des deux Amériques; elle sévit

---

(1) Cette observation recueillie par un homme spirituel et aimable a été également faite depuis par des médecins en différens lieux surtout à Oran (Afrique).

souvent et cruellement à La Guyara, et il n'y a pas un port de mer dans le nouveau Monde où les conditions assignées de son développement manquent davantage, et les Créoles sont dans l'erreur quand il nous assurent que le débordement de El Rio de la Guyara en est la cause première, puisque ce savant, qui a si bien étudié ce point intéressant du globe, nie le fait, parce que les bords de ce ruisseau qui est un petit torrent, que j'ai aussi remonté après lui, comme tant d'autres lieux que je parcourais en les étudiant avec son bel ouvrage qui parle en même temps à l'esprit et au cœur, ne lui ont présenté qu'un terrain aride, et son lit des corps insolubles et des minéraux incapables d'altérer la pureté de l'air. Voilà donc encore des lacunes dans l'étiologie (et ce ne sont pas les seules), cette partie la plus conjecturale de la médecine; mais lacunes d'autant plus évidentes, que cette plage est toute caillouteuse et encombrée d'énormes blocs de pierres que les ras de marée, si fréquens dans cette rade, constamment agitée par des causes inconnues, de dix heures du matin, à cinq heures du soir, y roulent avec un énorme fracas, et où les brisans viennent expirer avec un bruit, un mugissement épouvantables que répètent successivement et au loin les nombreux échos des gigantesques montagnes de Caracas, et qui malgré la brillante verdure de ses bosquets de cocotier ajoutent encore, comme l'a senti et si bien peint le naturaliste dont je viens de parler, à l'aspect d'une tristesse indicible et d'une sombre mélancolie qu'offre ce port de mer, le plus commerçant de cette jeune république de Vénézuéla, qui vient avec tant de raison de se détacher de la Colombie. Je ne sais si cet opuscule, né à propos du procès que j'ai été obligé d'intenter pour des honoraires très-faibles et légitimement dûs, que je réclamais auprès de la mère de l'avare et ingrat Bernier de Brieulles, l'un des héritiers de ma consultante qui lui a laissé peut-être un demi-million de fortune, parviendra jamais au général Paëz, que la nature a doué de tous ses dons, et à M. l'intendant de Caracas que nous autres Français surtout, nous ne pourrons jamais assez remercier de leur touchante bienveillance. Mais la reconnaissance me fait dire avec une vérité que j'exprime avec plaisir, que l'un et l'autre sont bien dignes d'être les chefs civils et militaires de ce nouvel état qu'ils feront respecter et prospérer; à qui en effet tout promet les plus heureuses destinées; car dans cette belle province inconnue encore avant que sa capitale ne se fût insurgée, parce que le gouvernement espagnol ne voulait point que les étrangers connussent l'intérieur de ce pays, qui jeta la première le cri de Vive l'indépendance et où la nature, conspirant avec la politique pour l'étouffer et rayer des étendarts Vénézuéliens, cette devise : *être ou n'être plus* si malencontreusement prise depuis par les infortunés Polonais, ajoutait le comble à la mesure des maux qui devaient fondre presqu'à la fois sur cette partie de la Terre-Ferme et des massacres; un arpent de terrain y donne généralement trois mille deux cents livres d'un froment d'une grande blancheur et couvert d'une pellicule fort mince; le produit, par conséquent, y est trois fois plus considérable que dans le nord de l'Europe; ajoutez à cela, que les Vénézuéliens ont encore l'avantage de faire la moisson soixante-dix jours après les semailles et d'en faire deux par an; cependant, comme l'homme n'est jamais content, les habitans de la gentille Victoire, où je devais rester comme médecin et de San-Mathéan qui recueillent vingt grains pour un, demandaient à M. de Humbold si la terre prussienne n'était pas plus libérale que celle de Vénézuéla. Ce naturaliste qui avait été reçu par le gouverneur du Cumana, avec tous les égards que mérite un savant aussi distingué, a calculé que les bananiers que l'on cultive dans cette fertile contrée, donnaient dans le même espace de terrain (au moins au-

tant qu'il m'en souvienne ) dix fois encore plus de substances nutritives que le blé ;
car nos malades , pour la plupart, ne nous font pas assez riches au village pour nous
permettre de se procurer des ouvrages d'un aussi rare mérite que les siens, et on les
chercherait en vain, je crois, dans nos localités. Cependant M. le curé de Dun, dont
la modestie égale le savoir, en possède quelques fragmens d'autant plus précieux,
qu'il les a traduits à Gotha, et sont extraits de la correspondance de cet illustre
voyageur avec le Grand-Duc. La terre, à Vénézuéla, y est en général d'une rare
et merveilleuse fécondité, on y cultive avec succès et sans peine l'indigo, le cacao,
la canne à sucre, le café, le coton, le maïs ; les orangers y croisent d'eux-mêmes
ainsi que les ananas dont je raffolais, et les pommes de terre que je n'y aimais pas,
parcequ'elles y sont douces et trop sucrées, les sapotilles dont la pellicule des
grains qui contiennent en quantité de l'acide prussique est lisse et d'un beau noir
de geai, y sont de tous les jours et égalent en bonté, si elles ne les surpassent, nos
meilleures reines-claudes, et j'en ai goûté qui venaient de Curaçao, très renom-
mées, qui étaient en effet préférables à celles du continent. On y voit aussi, quelques
végétaux de l'Europe, mais leurs fruits, tels que les abricots, les pêches, les prunes,
les figues n'y valent rien ; et il y a autant de différence entre la qualité de ces
fruits et les nôtres, qu'il y en a entre leurs ananas et ceux de nos serres. Mais en général, pour dire vrai, on n'y soigne rien, et la vigne y croîtrait à merveille, si l'on savait ou si l'on voulait se donner la peine de la cultiver ; car j'ai vu le chasselas de
Fontainebleau qui donnait de délicieux fruits à toutes les époques de l'année, selon
les divers aspects de son exposition dans la jolie habitation de M. Lion, français
naturalisé colombien. On voit errer douze cent mille bœufs, cent quatre-vingt mille
chevaux, et quatre-vingt-dix mille mulets, sans compter les nombreux bestiaux qui
n'ont pas de propriétaire dans les Llanos de Caracas, où est né M. Paëz, qui, élec-
trisé par l'amour de l'indépendance de son pays, et qui, tourmenté, dévoré, brûlé
de la soif de la vengeance contre les Espagnols, la satisfit tant de fois dans ces mêmes plaines, dans ces vastes solitudes où les deux savans amis (1) que n'amenaient pas
dans ces contrées lointaines, *l'auri sacra fames*, s'étaient accoutumés à la sévère
harmonie du désert, et où ils négligeaient de dormir pour assister à l'étrange concert
formé par les sons, les gémissemens, les cris perçans et les sifflemens de tant d'a-
nimaux inconnus à l'ancien monde, en faisant charger ses oppresseurs par son in-
domptable cavalerie composée de trois mille Llaneros, ou enfans de Lianes comme
lui, et à qui il avait su inspirer et communiquer sa rage. Paëz, génie inculte, qui
appartient déjà maintenant à l'histoire et à la physiologie, était le plus brave, le
plus intrépide de ses hardis et étonnans tartares, et nul d'entre eux ne se connaissait comme lui à tirer parti d'un cheval, à dompter un taureau sauvage en furie,
à tirer un coup de carabine, à manier une lance avec autant de grâce, de force,
de hardiesse et de dextérité, et à se servir du lacet avec une adresse qui tient du
prodige ; ce dernier genre de manœuvre, inconnu chez les autres peuples, et que
les pâtres des lianes exécutent si bien, fut surtout funeste à l'armée espagnole. On
peut citer de lui mille traits de bravoure personnelle ; il exécuta toujours avec
une grande précision, beaucoup d'intrépidité et un rare bonheur tous les mouvemens stratégiques qu'on lui ordonna de faire, ou qu'il conçut lui-même au point,

---

(1) MM. de Humbold et Bonpland. Ce dernier vient d'être rendu aux sciences privées si longtemps de ses lumières
qui gémirent de son sort, car on savait qu'il était retenu prisonnier au Paraguay qu'il était allé explorer.

qu'à la suite d'une affaire où il y allait du sort des colonies espagnoles , qu'il décida
par une charge brillante de cavalerie, Bolivar plein de désintéressement lui avoua ,
en l'embrassant sur le champ de bataille, que lui seul était digne du commandement
en chef. En effet, c'est surtout à lui et à ses fougueux lanciers que l'Amérique du
sud doit sa liberté, car ces habitans des plaines toujours braves et courageux jusqu'a la témérité, se surpassaient quand Paëz, que l'on surnommait la terreur des
Espagnols, était à leur tête. Ce général était leur camarade , il parlait leur langage,
avait toutes leurs habitudes, buvait, mangeait, fumait, *jouait* et dormait avec eux
sur la terre. Montesquieu , tous les philosophes et les physiologistes ont avancé
que les habitans des montagnes étaient plus courageux et plus amis de l'indépendance que ceux des plaines, si cette opinion est née de l'observation dans l'ancien
monde , elle a prouvé le contraire dans le nouveau. On a trop vivement et trop in-
justement reproché à Paez d'avoir tué, de ses propres mains, des prisonniers espagnols
et d'avoir eu toujours à ses côtés l'exécuteur militaire pendant la guerre, mais
quand on pense aux monstruosités, aux atrocités inouïes des Espagnols envers les
indépendans et surtout envers lui, car ils l'ont, au mépris des traités , *vaincu* quand
il était seul et sans armes , chargé de chaînes en le destinant aux présides de Cartha-
gène et jeté dans une prison infecte, où son fier courage, au lieu de s'abattre, se
roidit, s'exalta, lui donna l'adresse et la force de rompre ses fers et de briser
ceux de cent-cinquante de ses compagnons d'infortune qui avaient cru alors et
avec plus de raison qu'on ne l'a proclamé dans notre belle et douce France en pa-
rodiant cette devise des Etats-Unis lors de leur insurrection, qu'elle était le plus
saint des devoirs, qu'il y allait de l'honneur et de leur patrie de s'armer contre
l'oppressive Espagne : ils assomèrent le geolier, surprirent le poste espagnol, le
massacrèrent ainsi que la garnison et délivrèrent Varinas : cet exploit le fit procla-
mer général par les lanciers où il n'était alors que lieutenant ; et surtout encore
quand on pense à l'impérieuse nécessité que partout souvent pour des riens on met
en avant, on ne peut qu'excuser et applaudir Paëz, d'ailleurs, si bon et si généreux,
d'avoir usé de représailles envers eux , et de ne pas être resté en arrière lorsque ,
cordialement il leur a rendu cruautés pour cruautés. Il m'est arrivé quelquefois en
France de parler de ce rare prodige de valeur, et j'ai vu que nos officiers voulaient
à peine lui faire l'honneur de le regarder comme un partisan peut-être assez habile et encore !..... Mais qu'ils veulent bien croire qu'il avait laissé à ses lieutenans
le soin d'attaquer les isolés, d'enlever les convois, de surprendre les maraudeurs ,
et de faire main basse sur les hôpitaux ; mais que lui, toujours à la tête du détache-
ment *de los bravos de apure,* recherchait et ne voulait se mesurer qu'avec l'élite
des troupes castillanes, et que dans les steppes de Callobozo , fait inouï dans les
annales de de la guerre ! il perça de sa lance, en combattant comme un lion ,
quarante espagnols, et qu'il perdit connaissance en donnant la mort au dernier ;
et que , comme Czernischeff, à qui il ressemble , car ces deux brillants et heureux
officiers ont la même finesse, la même expression dans la physionomie, le même
air martial, la tournure la plus élégante et quelque chose en eux, que l'on ne peut
rendre , qui les fait aimer de tout le monde et adorer de leurs soldats, courait
comme lui sur des baïonnettes au moins dignes de ses cavaliers sauvages ; car c'était à
Morillo surtout qu'il en voulait ; à ce Morillo qui eût, dit-on, été généreux, s'il eût
cédé à ses propres sentimens et qui n'était cruel à Vénézuéla que parcequ'il

exécutait les ordres d'un maître bigot et sans humanité, mais ses soldats déplo-
raient les actes féroces de leur chef, et il me semble que cet espagnol plein de
jactance qui de simple soldat, s'était élevé jusqu'au grade de général ; s'il eût eu
réellement du cœur, n'aurait pas pris à la lettre dans cette belle partie du nouveau
monde, théâtre de ses opérations, qu'il a trop de fois gratuitement ensanglantée,
les instructions de son fanatique et infernal cabinet : il eût pu se respecter et faire
son devoir en usant de plus de modération et d'humanité envers les indépendans ;
il n'a tenu qu'à lui de le faire, car ce chef d'expédition si ponctuel quand il ne
s'est agi que d'égorger, a su prendre l'initiative quand il a déserté lâchement en
Galice la cause des constitutionnels, lors de notre promenade sentimentale en
Espagne.

On ne connaît point à Vénézuela les mines d'or ni d'argent, mais les églises
sont tellement resplendissantes d'or et de pierreries, qu'en y abordant, on croit entrer dans les palais d'Atahulpa ou d'Huascar, et les seules perles natives de cette
contrée que j'y ai vues travailler par un français, M. Leclerc, étaient ternes ; elles
avaient été retirées d'huîtres qu'il avait fait pêcher à la Marguerite ; les rivières n'y
roulent point de poudre d'or, mais elles arrosent et fertilisent ce beau pays, elles
entretiennent la continuelle verdure des prairies et elles y sont si serpentantes, qu'en
sortant de Maracay, petite ville assez jolie, mais où règnent pendant quelques mois
de l'année, comme en Zélande, des fièvres intermittentes pernicieuses, on est
obligé de traverser sept fois sa rivière pour se rendre au beau lac de Valence, l'un
des plus grands, peut-être, qui existe dans le monde. M. de Ségur est persuadé
qu'un jour sous l'égide d'une liberté protectrice, ce lac et ses bords deviendront
une merveille de cet hémisphère : on y voit un grand nombre de jolies habitations
et des plantations en abondance de cacao et d'indigo. J'ai vu ces mêmes bords et
ces arbres qui sont embellis par une foule de colibris depuis qu'ils fleurissent sous
les lois du sage congrès Vénézuélien, de la douce et éclairée administration de
M. l'intendant et sous le commandement de l'héroïque Paëz ; mais ils sont déserts
et presque privés de culture : la cause en est naturelle, toute la population créole
a couru aux armes ; et les espagnols riches se sont émigrés ou ont été déportés,
elle est décimée, et le moyen de donner de la vie à ce canton si favorisé du ciel,
serait d'y appeler des familles malheureuses de cultivateurs et de vignerons de tous
les pays, mais surtout des Français qui sont de tous les peuples ceux pour qui les
créoles témoignent le plus de sympathie, à cause surtout de la conformité de religion ; de leur donner un intérêt dans l'exploitation de ces habitations, où l'on ne
devrait plus souffrir à leur tête les inutiles de tous les pays qui croient venir faire
fortune dans une contrée, où il faut, pour réussir, comme partout, du travail et des
connaissances. M. l'intendant-général avait l'intention d'établir un jardin botanique à Caracas, et d'appeler des botanistes et des horticulteurs de l'Europe et de
fonder une école où seraient venus de toutes parts s'instruire les jeunes Vénézuéliens, mais partout il est difficile de faire le bien et on y rencontre des brouillons!
Je crois qu'il serait nécessaire d'envoyer des officiers en Prusse étudier le système
de sa Landwer, car ce mode d'organisation militaire, l'un des plus modernes et une
des plus belles conceptions du génie, et que la Prusse doit au ministre Stein, devrait
être suivi à Vénézuéla ; il n'enlèvrait aucun bras à l'agriculture qui en a si besoin,
et puis ce système a déjà acquis la sanction de l'expérience, il a résolu le problème
d'avoir une armée nationale, belle, manœuvrant bien et au meilleur marché pos-

sible ; créer l'ordre de Cincinnati , conçu aux Etats-Unis qui s'en sont un peu effa-
rouchés ; car après tout, les Vénézuéliens ne sont pas des républicains comme nous
l'a fait croire le publiciste ci-devant archevêque de Malines , dont les rêves lui ont
été payés si cher par la Colombie, et où il trompait à la fois les deux Amériques et
l'Europe , comme aujourd'ui dans sa question d'Orient , il cherche à nous endormir
et à nous donner le change sur les projets ambitieux de la Russie, qu'elle lui a sans
doute commandée, soufflée et soldée. Je me suis laissé dire que ce vieux prélat ,
auteur de catéchisme, ancien courtisan de l'empire qu'il a dénigré depuis sa chute ,
ex-ambassadeur à Varsovie, comédien à Bayonne , pamphlétaire , député un seul
jour et arlequin à toutes les époques , qui n'est pas encore mûr pour la raison ,
avait la folie de vouloir se rendre au sud-Amérique dans le glorieux et fol espoir
d'y obtenir les mêmes honneurs et le triomphe, que dans le nord on avait décernés
à Lafayette. Si son amour-propre aveuglé , lui a suggéré cette pensée , ma religion
me commande à moi de le détourner d'un pareil projet, car je ne puis charitablement , conseiller rien de mieux à sa Grandeur, que de vouloir bien rester
chez elle, de continuer plutôt à nous débiter ses mauvais fagots, ou ce qui vau-
drait encore mieux, et qui serait plus analogue à son caractère d'ecclésiastique , ce
serait de réapprendre son chapelet ; de nous donner bien, vite sa bénédiction et
de nous dire Ainsi soit-il ; car je puis lui assurer que sa personne n'est pas plus
vénérée dans cette partie du nouveau continent ; que ses écrits n'y sont goûtés et
si son Eminence avait le malheur d'y aborder, on ne l'écorcherait pas à la vérité
tout vif, comme on pourrait le faire d'un espagnol christinos ou carliste, mais
les indépendans l'en chasseraient à coups d'oranges ; parce qu'ils ne manqueraient pas
de tirer sur elle à boulets jaunes et verts, car ils ne se sont point soulevés pour
un principe abstrait que nous n'avons pas compris nous-mêmes, et pour lequel
nous nous sommes battus pendant trente ans pour le détruire ou le faire triompher,
ni en faveur d'une constitution ; et Dieu sait ce que ce mot là renferme ! Les Vénézuéliens n'ont pas cherché à le comprendre, mais ils ont fort bien entendu
ceux de liberté de culture, de plantations et de commerce, d'avoir un gouvernement chez eux qui fut à eux ; mais la liberté, selon l'acception des jacobins, des
démagogues carbonari : aide-toi, le ciel t'aidera , etc... n'a pas été la cause de la
sanglante révolution de Vénézuéla , et ce ne fut pas pour soutenir de prétendus
droits de l'homme , ni également pour tuer et se faire tuer pour des intérêts qu'ils
ignoraient, mais bien contre la tyrannie espagnole que les Vénézuéliens se sont
soulevés , ont pris les armes et ont soutenu une lutte inégale, d'où la bravoure ,
le patriotisme, la constance et le bonheur, les ont fait sortir victorieux. Bernardin de Saint-Pierre écrivait dans ses vœux d'un solitaire que s'il était roi de France,
il voudrait dans son royaume jouir de l'agrément de toutes les saisons, passer
l'hiver en Provence, et l'été sur les montagnes du Jura. Hé bien, sans posséder
une couronne, sans être assis sur le plus beau trône du monde, où l'on n'est pas
toujours à son aise, il n'avait que de se rendre à Vénézuéla, habiter *les venta*
qui sont situées sur la route de la Guyara à Caracas, et là, outre la vue magnifique dont il eût joui, les sites imposans qui l'eussent environné et les sentimens
divers et sublimes qu'ils lui eussent inspirés , que M. de Humbold a si bien peints
et que ceux qui ont besoin de vives émotions devraient lire sur ces lieux où il
s'est si savamment et philosophiquement promené, car ces lignes tracées par l'illustre voyageur qui donnent une idée si vive et si vraie de l'existence de la Di-

vinité, qui font le plus de plaisir, sont les plus touchantes de son excursion aux montagnes de Caracas, et forment l'épisode le plus intéressant du voyage (1). Elles sont ravissantes, surtout lorsqu'avec un style élégant et plein de goût, comme le sien, il parle des sensations qu'éprouverait une personne sensible qui n'aurait jamais vu la mer, et qui l'apercevrait pour la première fois de ces hôtelleries. Et un seul jour eût suffi à cet auteur doué d'un génie heureux et de la plus brillante imagination pour passer d'un extrême de température à l'autre, car si l'on s'élève jusqu'aux sommets des montagnes, c'est la Sibérie avec toutes ses rigueurs ; si l'on descend dans la plaine, c'est le Sahara et ses feux dévorants et où sous l'influence d'un soleil arrivé au Zénith dans le moment le plus frais de la journée, à son lever ; le thermomètre de Réaumur indique 22 degrés, un peu plus tard 30 degrés, et à midi, on le voit atteindre l'épouvantable maximum de 40 degrés : mais il est, dans cette charmante province, de bien doux justes milieux et d'agréables endroits où le thermomètre de Réaumur ne marque pas plus de 18 degrés dans le maximum de la chaleur et où la température de la nuit y est entre 12 et 14, et les délicieuses vallées du couvent de Caripe et de Caracas jouissent constamment d'une fraîcheur égale à celle de notre printemps, et cependant leur élévation n'est que de 400 à 450 toises au-dessus du niveau de la mer, et les chaleurs extrêmes y sont de dix degrés au-dessous de celle qu'on éprouve quelques fois à Paris. J'aurais presque pensé, dit M. de Ségur, que le vallon de Caracas était une petite partie du paradis terrestre ; là il semble que l'existence prend une nouvelle activité pour nous faire jouir des plus douces sensations de la vie.... je conviens que l'on y respire un air pur, embaumé, que Caracas s'offre aux yeux avec majesté, que cette ville, malgré son air espagnol, est grande, propre, élégante, bien bâtie et que, comme dans l'Eden, on y rencontre le céleste assemblage des quatre rivières qui le traversent et qui arrosent sa délicieuse prairie : cependant je suis forcé d'avouer qu'il y a quelqu'exagération dans le bien qu'en dit M. de Ségur, il n'y a pas de promenade et il semblerait encore que comme les espagnols dont ils ne sont plus les enfans soumis, ils n'aiment pas le chant des oiseaux, et qu'en y arrivant, je n'ai pas tout-à-fait éprouvé les mêmes sensations que lui ; mais M. de Ségur qui a, comme tous les de Segur, une belle âme, aimable courtisan à la cour, et plus heureux encore auprès des belles, a pu s'enthousiasmer facilement dans ce pays qui porte le nom de petite-Venise et en a conservé longtemps lui et ses compagnons de voyage, tous distingués par leur naissance, leur esprit et leur bon ton, un tendre et doux souvenir, et l'on flatte toujours ce que l'on aime ; aussi comme il vante et qu'il est épris des charmes des demoiselles Aristeguita, dont il fut singulièrement frappé de la ressemblance de l'une d'elles avec la comtesse Jules de Polignac ! En effet, j'applaudis de tout mon cœur à tout le bien qu'il a dit des dames de Caracas, on ne peut pas assez les louer, et je puis lui assurer que, s'il y a eu une révolution, ce ne fut point dans leurs charmes, car elles sont encore aujourd'hui aussi remarquables par la beauté de leurs traits et la vivacité de leur coquetterie qui contraste d'une manière si frappante avec la gravité quelquefois silencieuse des hommes, que lors de son séjour dans cette capitale, les deux jeunes personnes qui m'y ont paru les plus jolies, sont Mlle Carmelita Hernandez, fille d'un

---

(1) M. de Humbold n'a pas écrit seulement pour les savans, il sait parler au cœur de tous les hommes.

médecin fort respectable : jamais on ne réunit tant de grâces à tant de simplicité, tant d'élégance à tant de décence, et elle parlait de se faire religieuse !... Mais surtout Mlle Marino qui était venue de Cumana, où son père, général très distingué commandait. Elle semblait plus tenir d'un ange que d'une mortelle et ressemblait à l'Eucharis du tableau des adieux de Télémaque à cette nymphe, chef-d'œuvre d'une peinture douce et éloquente où l'immortel David a introduit un chien qui parle de vérité et que l'on est prêt de caresser en le voyant quêter la pensée, et semblant suivre les mouvemens indécis de son jeune maître. Cet aimable et gracieux tableau fut un des derniers de ce peintre célèbre ; il choisit cette tendre et douloureuse scène que Fénélon et lui peignirent d'un style enchanteur pour charmer l'ennui de sa vieillesse et de son exil. Ce fut le dernier chant du cygne, mais aussi il faut convenir que ce chant était bien doux.

Le Vénézuéla n'a point encore été atteint du choléra qui semble nous avoir fait ses adieux, quoiqu'il ait déjà éclaté au nord-Amérique, aux Antilles où il y a fait beaucoup de ravages, surtout à la Havanne, et qui paraît vouloir retourner aux lieux où il a pris naissance en tournant sur le globe d'orient en occident ; et aujourd'hui en parlant de ce typhus, il me semble à peu près démontré par l'observation et l'expérience que, suivant l'idyosincrasie ou suivant une disposition accidentelle des individus, peut-être aussi suivant la quantité des miasmes cholériques ou leur plus ou moins de pestilence, enfin que le choléra à son summum d'intensité, porte principalement son action déléterre, sur tout le système nerveux, quoique les nerfs des deux vies n'aient rien présenté d'insolite sous le scalpel et se soient constamment trouvés exempts d'altérations appréciables ; mais n'en est-il donc pas toujours de même dans toutes les névroses et dans certains empoisonnemens ? car dans le choléra il n'y a pas seulement diminution, altération spéciale des propriétés vitales, il y a également enrayement, modification et même suspension des fonctions les plus importantes de la vie, et par conséquent diminution et souvent soustraction entière du calorique, c'est en effet le cas le plus malheureux et le plus désespérant : trop souvent il n'y a point de signes avant-coureurs de la maladie, et alors il vous attaque avec la rapidité de la foudre, vous empoisonne, vous asphixie, vous glace et vous cadavérise en un moment ; comme j'ai eu la triste occasion de l'observer dans l'épidémie de 24 heures de Vienne le-Chateau (Marne) où, arrivé à minuit, je trouvai treize malades atteints seulement de 3 à 4 heures du soir morts ou mourants, leur insensibilité était si complète que madame C..... qui ne connaissait pas l'imminence du danger de la situation de son mari, ne le croyait encore qu'endormi, quand je fus forcé de la retirer de cette consolante illusion, et de lui dire avec toute la discrétion possible, qu'elle n'avait plus d'époux. Je fus voir avec beaucoup d'empressement et d'intérêt les autres malades auprès desquels je trouvai de jeunes religieuses pleines d'attendrissement, qui semblaient se multiplier pour leur prodiguer des soins touchans, que pouvaient seuls inspirer la religion et un bon cœur ; héroïsme délicat, mais inaperçu de MM. les municipaux qui, pour la plupart, ingrats, lorsque le danger fut passé, s'y étaient d'abord soustraits par une fuite plus que scandaleuse : (1) mais les fers dont

(1) Cependant on doit de justes éloges, pour leurs soins, leur zèle et leur désintéressement, à MM. Sagnier, juge de paix, Renauldin, Maillé, D. M. Bouchard, Goulié aîné, Vasseur, pharmacien et Foulcaut, ancien officier de la marine royale, qui ont prouvé que s'ils faisaient partie du conseil, ils sauraient du moins comprendre leur man-

elles faisaient alors usage dans l'espérance de ranimer la chaleur éteinte de ces malheureux qui n'avaient plus qu'un souffle imperceptible de vie s'éteignaient, se glaçaient inutilement dans leurs mains... ! Lorsque le choléra attaque avec moins d'intensité, son atteinte ne se porte d'abord que sur la partie centrale des nerfs de la vie organique, du nerf ganglionaire ; sur les ganglions semi lunaires, les plexus solaires et rénaux, il y a d'abord une altération des propriétés vitales pendant quelque temps qui ne se revèle que par d'indispensables, de légers prodromes du mal, mais qui sont bientôt suivis d'un mal-aise, d'une anxiété pénibles au centre épigastrique ; l'influence nerveuse cholérique s'étend de suite à tous les organes des fonctions assimilatrices, et ceux qui y participent les premiers, dont l'altération se fait le plus vivement et spécialement ressentir, sont d'abord le foie, le pancréas, l'estomac, les intestins, les reins, la vessie, les poumons, le cœur, etc. Cette atteinte cholérique primordiale du plexus solaire rend raison et explique de reste l'anxiété pénible que l'on éprouve de suite à l'épigastre, et cette pesanteur indicible que l'on ressent à cette région, qui est due et s'accroît encore par l'augmentation et l'altération des fluides bilieux et pancréatique, car les conduits excréteurs de ces deux organes qui se rendent au duodenum, y versent le produit de leurs secrétions et les y accumulent autant que de la distention de cet intestin peut le permettre, et onsait qu'elle peut être considérable à cause de l'extensibilité de sa tunique musculeuse qui n'est point recouverte du péritoine, et qu'il s'en fait de suite un regorgement dans l'estomac dont la muqueuse, ainsi que celle des intestins est alors spécialement, cholériquement affectée, modifiée. De-là alors, le plus souvent dans cette maladie les déjections blanches, lactescentes cholérines. C'est alors qu'il est instant d'attaquer le mal dans son principe, qu'il faut éliminer ces matières saburrales, cholériques et que les émétiques produisent d'excellens, de merveilleux effets, car si on négligeait de les administrer à propos, on laisserait décider le développement du typhus cholérique à cause de l'absorption qui aurait lieu du produit de ces secrétions et exhaltations anormales, qui transporté dans le torrent de la circulation irait étendre ses ravages dans tous les tissus et les organes, et pro-

---

dat. Eu effet, c'est à leurs pressantes sollicitations, c'est parce que je n'ai pu m'empêcher de céder à leurs instances que j'ai consenti, quoique mon devoir m'appelait impérieusement dans mes communes habituelles plutôt qu'à Vienne, où j'allais très rarement, à traiter le nommé Boutilier. Ces Messieurs savaient avec quel bonheur j'avais déjà soigné les cholériques des environs ; et s'il faut le dire, il n'était bruit que de mes succès. À la pointe du jour, on rapporta de la forêt sur un brancard, ce malheureux père de famille dans l'état le plus déplorable ; il était glacé, cyanosé, il allait mourir... Mais sous l'empire des vomitifs, aidé de synapismes sur diverses parties du corps, etc., j'obtins bientôt des vomissemens, la cessation comme par enchantement de ces symptômes sinistres ; je ne repartis qu'après que la réaction fut bien établie, et que j'eus la certitude de la guérison. Quelques-uns de ces messieurs voulurent bien me servir d'aide, et dès le lendemain, B... qui était d'un fort tempéramment criait à la faim. Mais M. Foulcaut qui sait avec quelle ponctualité s'exécutent les prescriptions médicales à la mer, prit le parti de lui lier les mains pour qu'il ne put violer mes ordonnances ; il guérit parfaitement bien, et ce fut le seul qui ne succombât pas. Sa sœur tomba malade le même soir ; je ne pouvais être partout ; traitée différemment que son frère, elle mourut : ce furent les deux derniers malades. Une particularité que je ne dois pas omettre ici, c'est que 25 canards moururent cette nuit là chez M. Renauldin qui habite la rue où ce typhus a éclaté. Mais une autre particularité qui étonnera encore davantage, quoique l'exemple soit loin d'être unique et qui vient naturellement s'enchasser dans cet écrit, c'est que quand il m'est arrivé plus tard de réclamer de faibles honoraires ( 20 fr. ), les municipaux dirent crûment et comme pour en finir de suite avec moi (on voit qu'ils étaient bien avisés) à M. le sous-préfet de Ste-Menehould qu'ils ne m'avaient pas vu. On le croira sans peine, quand l'on saura qu'après avoir voté au galop le supplément d'une somme de 1,200 francs, à un crédit déjà alloué de 200 francs pour subvenir aux besoins des cholériques, après avoir passé plus vite encore un marché avec leur boucher, en raison de 20 francs par têtes de morts pour les enterrer ; et avoir demandé au département qui les a envoyé promener, de leur dépêcher en toute hâte des médecins.

> Ces beaux petits, en même temps
> Voletant, se culbutant,
> Délogèrent tous sans trompette.
> (LAFONTAINE).

duire ces graves lésions consécutives que nous découvre la nécroscopie, et qui ne sont pas, comme on l'a dit, causes occasionnelles de la maladie, mais bien seulement des effets; absolument comme on a observé dans certaines épidémies bilieuses naître la fièvre adynamique pour avoir négligé d'administrer les émétiques à leur début. Sans en croire tout-à-fait Morgani, qui rapporte que l'on trouva dans l'estomac d'un enfant mort au milieu de terribles convulsions, beaucoup de bile verte qui teignait le scalpel en couleur violette, et dont la pointe se trouva tellement envenimée, que deux pigeons blessés avec cet instrument, périrent instantanément en éprouvant également des convulsions, que l'on mêla cette bile avec du pain, que l'on donna a un coq qui mourut aussi promptement que les pigeons, avec les mêmes symptômes et un tremblement universel. M. Orfila, qui a scruté tous les mystères de notre science, atteste avoir fait plusieurs fois l'analyse chimique de la bile contenue dans la vésicule des individus morts à la suite de fièvres bilieuses graves; qu'il a constamment reconnu que ce fluide contenait une plus grande quantité de résine que dans l'état naturel, et que celle-ci avait une saveur âcre piquante et très chaude, et qu'il lui semblera toujours difficile d'admettre qu'un pareil fluide ait pu se trouver en contact avec nos organes sans les enflammer ou les corroder; aussi professait-il déjà à une époque où le Broussaïsme faisait tourner presque toutes les têtes médicales, qu'il n'était pas éloigné de le faire entrer pour beaucoup; comme cause des ulcérations et des autres lésions qui accompagnent souvent ces maladies. Pourquoi donc n'en serait-il pas de même pour le choléra? Moi, je le pense ainsi, et le mieux être, la réaction qui suivent immédiatement l'expulsion entière des saburres cholériques le prouve d'une manière irrévocable. Cette élimination des matières cholériques contenues dans les premières voies, est donc ici de rigueur; et je ne crains point de poser en fait que pour guérir, il faut toujours qu'elle ait lieu, soit par l'art ou par les efforts heureux de la nature, et que ceux des cholériques assez gravement atteints, qui ont échappé à la mort n'en ont été préservés par un autre traitement que celui que j'indique, que parceque la nature était plus savante que les médecins, et plus puissante encore, comme cela arrive tant de fois, que la maladie, que la médecine et que les médicamens contraires ou insignifians que l'on prescrivait, qu'elle se suffisait à elle-même, et qu'elle guérissait contre-vents et marrées, tandis que l'on perdait essentiellement son temps, pour ne pas en dire davantage, à saigner à outrance, à couvrir le corps de sang-sues que ces anhélides exanguaient, ou bien comme quelques médecins célèbres de Paris, à prescrire, suivant les idées erronnées que ces Messieurs s'étaient faites, d'après ce qu'avaient publié sur cette nouvelle maladie ceux du nord, les excitans spiritueux, les toniques diffusibles : comme le café, le thé, le punch, les vins d'Espagne et de Madère, les éthers, l'alcali volatil, l'acétate d'amoniaque, etc., d'autres à faire respirer le protoxide d'azote, à faire usage du sous-nitrate de bismuth, du suc de guaco, de l'huile de Macassar, etc., ou à chercher à exciter la peau à l'aide de l'électro-puncture, du galvanisme, des ventouses, des moxas, des vésicatoires, des linimens ammoniacaux, à promener des fers chauds sur la colonne vertébrale, et à se servir des caléfacteurs de toute espèce, tandis que l'excitant spécial de la peau, celui qui l'est par excellence, et auquel ils n'ont pas songé, quoique l'indication en est pressante et que la nature l'indique, d'ailleurs, par les nausées continuelles qu'elle suscite, l'embarras et la lourdeur douloureux qui existent à l'estomac, et par les vomissemens spontanés qui soulagent même instantanément, c'est les émétiques à cause de la dépendance réciproque des systèmes digestif et cutané, et ils sont d'autant plus utilement et impérieusement commandés, qu'ils produisent un ébranlement salutaire à tous les organes, ont un effet anti-spasmodique, anti-dyssenthérique, anti-cholérique, puisqu'à l'instant même où leur action a lieu, le flux cholérique cesse, quelqu'abondant qu'il puisse être, et que les exhalations reviennent a leur état normal; la chaleur se ranime, la transpiration et les sueurs s'établissent presque constamment en grande abondance, enfin ils produisent immédiatement cet état si désirable, et qui doit être le but de toute médication, la période œstueuse de réaction, que l'on peut justement regarder comme le signal de la guérison du glacial choléra, et à la fin de laquelle l'économie revient sensiblement à son état naturel et où l'on est rendu à la santé.

Les émétiques végétaux ou minéraux auxquels je donne non-seulement la préférence sur les autres médicamens, me paraissent absolument les seuls que le raisonnement et l'expérience indiquent, dans le traitement du choléra, mais seulement à son début, comme je me suis déjà tué de le dire, et avant que l'économie entière ne soit cholérisée, sont presque toujours efficaces, héroïques, quand on a obtenu des vomissemens qui éliminent les matières pestilentielles que contiennent l'estomac et le duodenum, et que l'académie, qui n'est pas toujours infaillible, avoue avec une sorte d'innocence et de bonhomie, dont on doit lui savoir quelque gré, que les exemples de guérison ont été rares, quelque fussent les tentatives des médecins; mais que quand des vomissemens avaient lieu, les maladies pendant cette épidémie, passaient souvent de la situation la plus alarmante à un état entièrement favorable; ne place pourtant, par une inconséquence bien pardonnable sans doute; car on sait que pour être académicien, on n'est pas exempt d'en commettre, parcequ'en effet le temps lui a manqué pour apprécier les faits; ne place les émétiques qu'au dernier rang, et comme un moyen très secondaire qu'elle veut à peine même indiquer. Les émétiques me paraissent aussi avoir contradictoirement aux auteurs de matière médicale, et surtout à M. Alibert; une identité parfaite dans leur mode d'action, et les substances qui jouissent au plus haut point des propriétés émétisantes, sont le sulfate de zinc, l'ipécacuanha, l'émétine son principe actif et le tartre stibié. Le sulfate de zinc était la substance dont les anciens se servaient pour provoquer le vomissement, ils avaient raison, et je ne vois pourquoi on l'a abandonné, ou au moins pourquoi l'on s'en sert si rarement depuis la découverte de l'ipécacuanha et du tartre d'antimoine et de potasse, cet abandon, que rien ne peut motiver, me paraît encore un de ces mille caprices des médecins qui, à toutes les époques, exaltent toujours le mérite des nouveautés et qui, comme l'a dit Montaigne, ne semblent courir souvent après, que pour paraître de mode ou avoir un air savant; car il est de beaucoup préférable aux autres émétiques, et si l'on réfléchit, d'après les expériences de M. Orfila, combien ses propriétés corrosives sont bornées, puisque même chez les animaux qui sont morts après en avoir pris une forte dose, et dont l'œsophage avait été lié : on ne rencontre qu'une inflammation peu intense de la membrane avec laquelle il a été immédiatement en contact; je ne puis qu'être surpris, et déplorer l'aveuglement qui en a fait abandonner l'usage, car c'est, sans contredit, celui de tous les sels métalliques qui produit le moins d'accidens graves; car, doué à un haut degré de la propriété émétique, il ne tarde pas à être expulsé par le vomissement. Et je

— 53 —

ne vois pas également pourquoi on préfère dans beaucoup d'occasions, l'ipécacuanha au tartre stibié; je ne veux pas seulement parler de la falsification et des
avaries que cette plante du Brésil peut éprouver dans le commerce, et que l'on
répète, que l'on professe que l'ipécacuanha est moins irritant que l'émétique; en
vérité, je ne puis m'expliquer pourquoi cette préférence de l'une de ces substances sur l'autre; mais on ne sait donc pas ou l'on oublie, comme je viens de le
dire, que tous les émétiques, quelles que soient les assertions contraires de mes
maîtres, ont une identité parfaite dans leur mode d'action, et ce que j'infirme ici,
est de ma part sans aucune présomption; mais uniquement parceque je suis de
l'avis de Zimmerman, qu'il vaut mieux, quand on le croit, leur dire qu'ils se sont
trompés que de suivre servilement leurs erreurs, et je répétrai toujours que cette
préférence toute gratuite de l'une de ces substances émétiques sur l'autre, est entièrement irréfléchie, et un préjugé de la part des médecins et souvent d'ennuyeux
malades qui, ne doutant de rien, s'imaginent tout savoir...; mais en fait d'énon-
ciation d'erreurs médicales, et au milieu des vents, des orages, et quelque fois du
charlatanisme qui bouleversent nos théories; je devrais, moi, pauvre diable, souf-
freteux, savoir peut-être me taire; mais il n'est pas dangereux dans ma position, de
me livrer à des discussions médicales, et je sens pourtant que l'on est toujours
obligé d'user de beaucoup de discrétion, quand on a vu un grave parlement pros-
crire l'antimoine et le réhabiliter quelque temps après, et qu'il a rendu avec aussi
peu de raison en un temps comme dans l'autre, ces deux ridicules arrêts
de proscription et de réadmission; on ne peut vraiment qu'avoir pitié de nos
vacillantes opinions. Mais quand encore on ne voudrait voir dans le vomissement que l'effet d'une action chimique locale sur l'estomac, qu'un effet de
l'irritation de ce viscère par les émétiques; rien même ne prouverait qu'ils agissent à des degrés différens, et qu'il n'y ait pas une identité parfaite dans leur
mode d'action, mais non, leur action sur l'estomac, n'est que secondaire, et le
vomissement produit par ces substances est dû à leur absorption et à leur transport dans le torrent de la circulation, plutôt qu'à une action directe exercée sur
l'estomac, et le tartrate de potasse antimonié ne produit d'accidens fâcheux à
haute dose que quand il n'a pas été expulsé par les vomissemens; car doué à un
très-haut degré de la propriété émétique, il est rejeté le plus souvent avant d'a-
voir été absorbé en assez grande quantité pour porter son action délétère sur les
organes pulmonaires, sur le cœur; et les expériences que l'on a faites pour
rechercher son mode d'action, soit en le mettant en contact avec le tissu cellulaire, les tissus propres des organes ou avec anse d'intestin, ont prouvé qu'il n'était
nullement question de sa romantique action directe sur l'estomac. Les émétiques,
pour produire un effet anti-peristaltique de l'estomac, me paraissent donc n'agir qu'in-
directement sur ce viscère; mais avoir alors une action spéciale sur le cerveau qui, tant
qu'elle dure, réagit sur l'estomac, comme cela a lieu dans les hémicranies, le mal
de mer, les plaies contuses de la tête; car si l'impression de ces substances sur les
tuniques de l'estomac, était de sa nature vomitive ou anti-péristaltique, il en ar-
riverait de même lorsqu'elles portent directement leur action sur celle des intestins,
et qu'elles déterminent ainsi un effet purgatif ou péristaltique; et puis, malgré cela,
je suis loin de dire que l'on ait jamais eu raison d'en élever trop haut les doses,
puisque par des causes inconnues les émétiques peuvent n'être pas rejetés par les vomissements et devenir alors toxiques; je n'ai jamais ordinairement outre-passé celle de

dix grains, et rarement j'ai été obligé d'aller jusque-là, et encore c'était à doses réfractées; une seule fois dans une apoplexie sanguine, après avoir préliminairement saigné, j'en ai porté la dose à vingt grains; son effet a eu lieu dans les intestins, comme il arrive souvent même alors que l'on vomit, parceque tout n'a pas été absorbé, nouvelle preuve concluante de cette corrélation, de cette étroite sympathie qui existe entre l'estomac et le cerveau que l'on ne peut, dans un certain état maladif, exciter aussi facilement que lorsqu'il est dans son état naturel, et que dans certaines affections où ce viscère est principalement atteint; il est de principe et d'expérience, d'élever les doses émétiques pour en obtenir de l'effet et l'observation est là pour confirmer cette vérité, que l'action spéciale des émétiques encore inconnue dans son essence, se porte d'abord sur l'encéphale, qui réagissant, qui influençant à sa manière l'estomac, le force à se contracter en sens inverse de ses mouvemens ordinaires. Cependant on ne doit pas trop s'effrayer de l'élévation à laquelle on peut porter les doses du tartre stibié; car Valentin, dans son intéressant voyage médical en Italie, rapporte que Rasove, l'auteur du système du contro-stimulus, autrement appelé la méthode italienne, en porte la dose de 48 à 70 grains, et cela sans éprouver jamais d'accidens.

SIXIÈME CLASSE.

*Névroses.*

N'ayant point d'influence sur le système circulatoire et en recevant une heureuse, mais malheureusement le nombre en est infiniment petit; soit que la réaction de ce système fût opérée par l'art ou par la nature.

Emissions sanguines toujours inutiles quand encore elles ne les aggravent et ne les éternisent pas.

Toutes les névroses comprises dans la quatrième classe de la nosographie de Pinel, depuis de simples vapeurs jusqu'aux plus déplorables vésanies et toutes celles éparpillées dans les autres classes de cet ouvrage philosophique; comme l'apoplexie nerveuse, certaines douleurs déchirantes de la tête, suite de l'innervation, par l'abus de coït ou de l'onanisme et qui disparaissant subitement, sont suivies vingt-quatre heures après de phénomènes ataxiques du plus fâcheux augure; le rhumatisme, la goutte, le rhumatisme articulaire, la grippe. Ces deux dernières affections ne se guérissent si bien, que parcequ'elles sont le plus ordinairement compliquées d'affections catarrhales ou réactives; car leur caractère essentiel est une lésion du système nerveux, et elles peuvent exister indépendamment des affections catarrhales.

L'anxiét mal de mer dépend du mouvement de roulis et plus encore de celui de tangage, sa durée et sa violence dépendent du temps qu'il fait à la mer et de la plus ou moins grande susceptibilité nerveuse des individus; car de toutes les personnes à bord de la Caroline, je fus le plus violemment et le plus longtemps attaqué, et ce ne fut que quinze jours après notre départ du Hâvre, après avoir souvent capée que je fus guéri en un instant sans avoir éprouvé d'amendement progressif, sensible, quand dans les parages des Açôres où nous éprouvâmes une violente tempête, après avoir couru toute une nuit à sec de voiles sur l'Océan tout en feu; nous revimes le lendemain, pour la première fois, le soleil que de nombreux chardonnerets, destinés pour Santo-Domingo, saluèrent d'un si doux ramage que je n'oublierai jamais cet épisode de notre traversée. Il ne tomba pas de la nuit une seule goutte d'eau, et nous pouvions lire une lettre à la lueur des vagues et du sillage du navire; on eut dit du verre en fusion; tandis qu'assis et amarré sur le banc de quart, contemplant la tempête, en entendant le mugissement des vents, le bruit et le sifflement des cordages; je pensais au peintre Vernet qui, en fuyant à la lame comme nous, en allant à l'Isle de France, s'était fait attacher à un mât et s'écriait que ce spectacle est beau, qu'il est sublime!

Comme dans un feu d'artifice, on conserve le bouquet pour la fin; j'ai attendu jusqu'ici pour parler de la gale, maladie cent fois plus cuisante encore que son nom n'est hideux. Je n'en dirai que deux mots; et cependant je vous vois sourire, M. en me voyant retirer cette affection des phlegmasies pour la caser dans mes névroses, et penser qu'il faut que je sois bien enclin à faire de l'opposition médicale pour émettre cette opinion qui, pour être paradoxale, n'est pourtant rien moins qu'erronée (1), et puis c'est à vos savantes leçons que j'ai appris à douter en médecine et voir au moins quelque fois par moi-même. J'avais donc toujours cru sur la foi des auteurs, que le scabiès des Sauvages, le psora de Linnée, et de tout le monde, la maudite gale, consistait en une éruption de boutons, etc., accompagnée d'une démangeaison insupportable et que ces boutons contenaient un peu de liquide transparent. On me consultait souvent dans le doute de cette affection; je ne trouvais pas toujours les signes qui devaient me la faire reconnaître *a priori*, et alors je la niais; on usait des remèdes que l'on donne pour la traiter, et on se guérissait; je ne pouvais me l'expliquer; enfin je l'ai eue et victime de mon erreur, je souffris en m'ignorant longtemps; et j'eus le désagrément de la communiquer à d'autres. Je m'étudiai plusieurs jours de suite, je pris du café en quantité, et les démangeaisons, les cuissons du soir et de la nuit furent plus vives, il me semblait sentir alors, comme tous les soirs, mais avec plus d'intensité et de fréquence, de petites étincelles qui venaient mourir à la surface de la peau, et qui me paraissaient naître et se détacher de sa texture, et provenir surtout de ses innombrables pupilles nerveuses; elles se reproduisoient à des distances variées, et toujours fixées au même point; elles me forçaient à me gratter et à m'ecorcher jusqu'au sang, elles me paraissaient ces étincelantes douleurs comme électriques, et dès lors, je pus être convaincu, parce que je ressentais que ces douleurs et la maladie en quoi elles consistaient, étaient essentiellement nerveuses. Je fis le traitement que l'on y apporte, que l'on doit à l'expérience, et dont nous ne pouvons encore en expliquer l'action..... Je me guéris enfin et Dieu veuille m'en préserver de nouveau!... Et en effet, cette vilaine maladie de toutes les contrées du globe se transmet si facilement et si rapidement, si peu de personnes peuvent l'éviter, qui naît quelquefois spontanément et que j'ai vue régner épidémiquement, soit qu'elle ait lieu alors par contagion ou par infection, cela importe assez peu ici; mais je crois que les cirons dont on nous dit que la présence dans les boutons en sont la cause, que je ne nie pas que l'on ait rencontré dans certains boutons des moutons, qui ne seraient d'ailleurs chez eux qu'un effet

---

(1) En effet, l'on sait que quelquefois il suffit de boire après une personne atteinte de cette maladie pour la gagner, parce que le verre et tous les métaux sont les meilleurs conducteurs de l'électricité.

de la maladie ; en supposant encore une identité parfaite entre leur gale et la nôtre , tandis que toutes les autres bêtes galeuses, comme les chiens, les chats, les chevaux, etc. , n'offrent jamais de boutons et sont toujours pelées galeuses , sont une plaisanterie des naturalistes et que des microscopistes comme Leuwenhock qui ont voulu voir des bêtes partout, nous ont amusé avec un conte d'histoire naturelle, comme Mathieu Laensberg amuse le peuple avec les siens. Car à beau mentir, dit-on, que vient de loin et surtout en cette circonstance, on aime mieux le croire que d'y aller voir.

Il n'était donné qu'a notre heureux Bougainville de faire mentir ce dicton populaire, car on a bien aimé à le croire, mais il n'est personne qui n'eût voulu y aller voir, et ses descriptions de quelques-unes des isles de la mer du sud sont si enchantées , que l'on en est toute la vie de mauvaise humeur contre son pays, et me voilà, Monsieur, qu'àpropos de l'alliance de la maladie de madame Deville, et de la gale qui était méchante comme elle, qui m'ont fait toutes deux éprouver des sensations si désagréables ; j'erre en pensée dans cet océan que je sillonne dans tous les sens et auquel on a donné le nom de pacifique, quoique les orages y soient fréquents, et qu'il soit parsemé de rescifs et de brisans, et où les habitans de ses nombreux archipels, tous innocens enfans de la nature, dont les dispositions innées , les penchans irrésistibles, invincibles portent à s'aimer, s'entre-plaire, nager, folâtrer sous un beau ciel dans des eaux qui leur fournissent abondamment des poissons, à savourer des fruits délicats sans doute... Non, mais à se battre à coups de massue et de sagaie, et, ce qui est bien plus joli, plus agréable, plus naturel probablement....., à se manger les uns les autres, et où je me trouve préoccupé d'une pensée d'un bien haut intérêt, et que, sans ce voyage d'imagination , je n'aurais peut-être jamais émise, et je sens alors mieux que dans aucune autre circonstance, toute la profondeur de cette vérité du professeur d'éloquence française, à Louvain , le vénérable M. Jacotot, que tout est dans tout. J'ai prononcé plus haut, les grands et tristes mots de contagion et d'infection , ceux-là intéressent immédiatement toute la société et une discussion savante, animée, s'est engagée sur ce point d'étiologie et la question est encore restée indécise, et moi, qui croit également à l'une et à l'autre, je les laisse pour le moment et puisqu'il m'est permis d'aborder et de séjourner où je veux , je laisse arriver avec toute la joie des marins aux isles de la société , et je mouille à O-Tahiti la plus célèbre d'entr'elles et que les récits naïfs et pleins de charmes de Bougainville, qui avaient intéressé l'Europe, me faisaient aimer d'avance.

L'aspect m'en paraît enchanteur, et le portrait séduisant qu'en ont fait les navigateurs n'est pas trop flatté ; mais le temps n'est plus où le rivage couvert de cocotiers et d'une éternelle verdure, était bordé de nombreux insulaires et la mer couverte de légères et élégantes pirogues montées par de jeunes O-Tahitiennes parées de jolies pagnes, ou toutes nues, et à la nage, venaient à nous comme une troupe de Néréides , empressées d'offrir des bananes, des noix de coço et toutes les productions de leur petite Cythère, en échange de quelques verroteries , et où elles ne demandaient, avec la plus aimable ingénuité, pour prix de la jouissance de leurs charmes, que des clous ou des petits miroirs. L'intérieur de l'isle est charmant, et les sens y sont agréablement flattés ; tout y est fait d'ailleurs pour séduire ; les naturels, les arbres , les plantes et les fruits : on y cultive aujourd'hui a côté de la plus belle espèce de canne à sucre, les orangers, les citron-

niers, et surtout l'ananas qui y est aussi délicieux qu'à Batavia, et en voyant tant
de progrès de la culture dans ce joli petit coin du monde, je serais bien désireux
de connaître le siége précis sur leur crâne qui doit nécessairement renfermer les
naissants organes de l'horticulture et de la florimanie, dont l'irrésistibilité vient
seulement de se montrer chez les insulaires; mais je n'espère pas être plus heureux que M. Lesson, embarqué comme chirurgien à bord de la coquille destinée
à une campagne de découverte, autour du monde, qui dans son séjour à
Taiti en 1823, n'a rien trouvé de nouveau sur les parois de leurs crânes(1). On n'y
est pas mu par la crainte d'animaux vénimeux, et l'air dont la température n'est
pas trop élevée, est constamment rafraîchi par les nuages que les pitons de ses
montagnes attirent et qui retombent en pluie, est toujours embaumé par l'odeur du
joli jasmin du Cap, et par celle de la rose d'O-Tahiti qui a encore de plus
belles corolles que celles des nôtres, qui servent à faire des couronnes aux O-
Tahitiennes, et qui les font, lorsqu'elles en ceignent avec une grâce si naturelle,
leur charmante tête paraître encore plus jolies et plus enchanteresses que toutes les
bergères de nos idylles et de nos opéras.

Je ne sais comment Cook, en quittant cette merveille de l'Océanie, où il avait
reçu un si doux accueil, où les naturels lui ont paru sans leur penchant au vol,
les plus aimables enfans de la nature, et à laquelle il n'a encore manqué qu'un
Théocrite, ou M. de Châteaubriant, qui y aient abordé, pour la décrire, a-t-il
pu trouver que Ste-Hélène offrait quelques attraits? mais ce n'est qu'un triste et
stérile rocher perdu au sein de l'atlantique et qu'a su rendre affreusement
historique, le manque d'égards et la Carthaginoise barbarie du vil geolier,
de celui pour qui il n'y aura jamais, d'après son infortune, d'épithète assez vraie,
auguste et impériale; car l'Angleterre ne s'est point vengée en lui du vainqueur
d'Austerlitz, ni de celui qui avait fait mordre la poussière à tant de ses fiers guerriers en Espagne et à Waterloo; non, elle est trop généreuse quand il ne s'agit
que d'admiration et d'enthousiasme pour des ennemis dignes d'elle, et dont la
fortune ou l'inégalité du nombre, a trahi le courage. Mais c'est que chez cette
nation commerçante avant tout, l'égoïsme fait taire l'honneur, et qu'elle n'a vu
dans l'Empereur que l'immortel auteur du système du blocus continental qu'elle
seule comprît bien, et dont elle avait, avec effroi, calculé les désastreux effets sur
son commerce...., pourtant l'innocente O-Tahiti ne devrait offrir que de touchans
souvenirs! Mais!... Et cette miniature terrestre, ce petit chef-d'œuvre de la nature, éclairé par un si beau ciel, qui ne sort que d'hier du sein des eaux, ombragé
de palmiers, d'arbres à pain, de bananiers, et enrichi de tout le luxe de la vé-
gétation, est, tout à la fois, digne de l'amour, de la science et de la philosophie.
Cependant il vient bien vite se mêler à cette admiration bien naturelle un sentiment, une teinte de tristesse, quand on pense que ces peuplades si heureuses avant
que nous ne les ayons visitées, qui croyaient que le monde finissait où finissaient
leursi sles; dont les goûts, les désirs se rapprochaient tant de ceux de l'enfance que
leur reine s'amusant d'une poupée et qu'un de leurs insulaires, qui avait le choix,

---

(1) Cette légère et jolie corvette que commandait M. Dupéré, dont l'équipage était composé de 70 hommes d'é-
quipage, y compris les officiers, appareilla de la rade de Toulon, le 11 août 1822, et rentra à Marseille le 24 mars
1825, n'a perdu personne après une navigation de près de 521 jours sous voiles, et 351 jours passés en relâche,
quoique la coquille eût séjourné sur les points les plus insalubres du monde.

à Paris, de rapporter à ses compatriotes, ce qu'il croyait leur être le plus agréable, a fait comme un véritable enfant, celui d'un orgue portatif et qui, à la vue d'un palmier au Jardin des Plantes, a versé tant de larmes au souvenir de son pays, qu'à son retour, il a enchanté avec sa musique., ont été empoisonnées par nous et dont la découverte a été signalée par des fléaux qui devaient décimer la population de ces isles, aujourd'hui encore si légèrement converties au christianisme, qu'il y aurait quelqu'imprudence de trop écouter les douceurs des O-Tahitiennes; car on pourrait se repentir d'avoir passé avec elles un joli moment. Ce n'est pas que l'on ait à craindre dans cette nouvelle Cythère, après les avoir suivies dans leurs délicieux bosquets où elles vous indiquent naïvement quel sera le prix de votre obéissance, comme aux Marquises, et dans beaucoup d'autres isles de la Polynésie d'être philantropiquement assommés à coups de casse-têtes par Messieurs les sauvages qui surviennent à l'instant, qui ensuite allument un bon feu où ils vous font rôtir et font de vos corps, avec mesdames les bonnes sauvages et mesdemoiselles leurs filles, ces ingénues séductrices, innocences fillettes de la nature, qui au mouillage étaient venues nager autour des corvettes, le plus gai et le plus délicieux repas du monde. Et pourtant, n'en déplaise à nos philosophistes phrænologues; tous les marins, les naturalistes et les peintres qui ont abordé dans ces jeunes isles, ont trouvé que les protubérances crâniennes, situées au-dessus de l'oreille, et qui donnent, selon eux, asile à l'organe du meurtre ou du carnage, ne sont pas plus développées chez ces peuplades antropophages, que ne le sont les nôtres, et qu'il y a pour tout dire, autant de ressemblance entre les empreintes de leurs crânes et celles des nôtres, qui n'en diffèrent que par quelques faibles degrés de l'angle facial, qu'il peut y avoir de dissemblance entre la laide, la sale, la repoussante Nouvelle Zélandaise, et les douces, jolies, séduisantes et attrayantes O-Tahitiennes, chez qui, sans doute, il s'est opéré une heureuse révolution crânialogique, car elles ne sont plus enclins au vol, et alors où l'empreinte sous laquelle on a niché l'organe que l'on en dit le siége, a disparu, s'est envolé, ou bien logiquement parlant, il ne faut donc point admettre de penchans irrésistibles, puisque les heureux principes de la religion que des missionnaires évangélistes établis à O-Tahiti, leur ont inculqués aidés des fortes corrections de nos matelots, les ont détourné de voler, comme elles le faisaient sans doute avec une aimable ingénuité que n'excluaient ni la finesse, ni surtout l'adresse; car plusieurs O-Tahitiennes plus habiles a séduire que nos plus séduisantes courtisannes auraient pu les laisser en arrière en fait de tromperies, et qu'aujourd'hui, au dire des navigateurs qui y sont allés le plus récemment, il ne se trouve pas tant de voleurs, proportion gardée, à O-Tahiti et à Ulieta, que dans nos villes si policées. Et puis d'ailleurs, le vol qui est un crime, un des ornemens punissables de nos codes, est né de la société, car la nature qui n'a pas établi la propriété, qui n'a pas différencié le tien du mien, n'a pu nous avoir donné un penchant à violer une loi, qui n'est qu'une institution humaine, et, si par l'ambiguité de vos termes, vous nous dites que le vol n'est chez nous que le sentiment de la propriété, la convoitivité, nous devons nécessairement, tous et sans jalousie, posséder ce bel organe; car il est naturel de désirer ce qui convient, ce qui plaît; et ce sentiment alors, la nature l'a imprimé dans le cœur de l'homme comme celui d'être heureux.

Quant à l'errotique protubérance occipitale, que dans ce siècle qui est aussi bien celui de l'enfantillage, que de la perfectibilité indéfinie, que tout le monde connaît et s'amuse à caresser ; elle n'offre pas plus de développement chez l'amoureuse, la brulante O-Tahitienne, que chez l'indifférente, la froide et glaciale Polonaise.

Cependant les craniologistes déclarent, affirment et trompettent partout que leur système est de toute infaillibilité, que tout est périssable ici bas, que c'est un sort réservé à la naissance, à la beauté et aux empires mêmes, et qu'il n'est qu'eux seuls qui peuvent oublier : *memento quia pulvis est , et in pulverem reverteris* ; que le leur est si parfaitement coordonnée, que si on peut leur opposer une seule difficulté insoluble leur système s'écroulera de fond en comble ; on sait qu'ils professent que tous les penchans d'un être animé dérivent de son organisation, et qu'ils assurent que tous les crânes qu'ils montrent, (et la collection de ces bijoux est nombreuse ), sont autant de preuves irrécusables de leur système, et qu'il n'en est pas un seul qui démente la doctrine des protubérances, que tous les rossignols ont celle de la musique ; les tourterelles, celle de l'amour platonique ; les pies celles du vol ; tous les chiens hargnieux, celle de la rixe ; tous les renards, celle de la ruse ; toutes les hirondelles, celles de la hauteur, de l'humilité et des voyages. Les castors ont celle de l'architecture sans doute , les paillencus et surtout les frégates qui reviennent coucher de deux ou trois cents lieues sur les rochers d'où ils sont partis le matin , et qui ont des moyens de déterminer en pleine mer leur longitude plus sûrs que nos chronomètres et tous nos instrumens de mathématique, doivent avoir celle de cette science encore plus prononcée, que celle des crânes de Carnot, de Delaplace et de M. Arago ; les agneaux ont celle de la douceur, tous les tigres, les crocodiles, les lamentins, les requins, offrent près de la suture squammeuse du temporal à côté de l'organe de l'amitié, la protubérance de la cruauté, du meurtre ou de la destructivité ; et vous MM. les organologistes et nous tous enfin glorieuses majestés, rois des animaux, nous réunissons, d'après vous, sous notre bandeau royal, les protubérances plus ou moins développées de toutes ces bêtes..... Il faut vraiment convenir que parmi toutes les bosses qui ornent les beaux et solides crânes des chevaliers de la cranialogie, celles de la prévention de l'amour-propre et de la vanité ne devraient pas manquer de développement, si elles existent en effet comme ces MM. qui ne sont rien moins que modestes le publient avec tant d'affectation et de vanterie ; car nous parler d'infaillibilité à propos d'une fable qui n'est rien moins qu'amusante, c'est le propre des fous et des charlatans ; c'est qu'il n'y a en vérité que Dieu seul d'infaillible, et les systèmes les plus ingénieux, les plus savants, ceux mêmes où la nature semble être prise sur le fait, offrent un côté faible ; Linnée n'a jamais songé que son élégant et immortel système de botanique, fondé sur les organes sexuels des plantes, une des plus belles et des plus agréables conceptions du génie, fut si bien coordonné qu'on ne put lui opposer une difficulté insoluble, et cette difficulté s'est présentée quand le capitaine Baudin et Peron, victime de son dévoûment pour la science, qui s'était jeté au pieds du premier consul pour s'embarquer sur l'*Uranie*, ont rapporté de la Nouvelle-Hollande une plante que l'on ne pouvait classer dans son système : et Newton, qui ne proférait jamais le nom de la divinité sans se découvrir la tête, avouait avec la modestie que pouvait seul lui inspirer son génie, que dans son système de la composition, de l'attraction des mondes et des harmonies des corps célestes, il y avait quelque chose qu'il ne pouvait s'expliquer ; et les cranialogistes athées, matérialistes, viendront nous donner leurs baliverneś, leurs fagots et leurs folies pour autant de vérités démontrées..!

Je ne reproduirai pas ici toutes les objections pleines de sens et d'esprit que l'on a faites à ce système, et tout le monde connaît les fines plaisanteries dont Hofmann a enrichi les colonnes du journal de l'empire, en en rendant compte. Mais je vais leur en poser une tirée de la littérature des voyages. Je voudrais bien savoir pourquoi des Lamentins qui acquièrent un énorme poids de huit milliers et des crocodiles, qui ont seulement de 23 à 25 pieds de longueur, sont lâches et fuient les assaillans dans une mare des Llanos, tandis que dans une autre mare, ils attaquent eux-mêmes avec la plus grande intrépidité, et comment il se fait qu'à la Guyara, les requins ne sont point voraces et sont au contraire les plus innocentes et les meilleures bêtes de l'Océan; car on peut s'y baigner impunément; les petits créoles et les négrillons semblent jouer avec eux en nageant, comme cela nous est arrivé de le voir souvent sur cette rade; et une fois entre autres, j'ai pu me convaincre de ce fait de leur non voracité; c'était le jour que l'amiral Laborde, français au service de l'Espagne, partit de la Havane et de Porto Rico avec son escadrille, s'était montré devant la Guyara; aux signaux répétés des forts, j'étais descendu rapidement des montagnes qui sont au vent du port, quand harassé de fatigue, je m'endormis au pied d'un cèdre de toute beauté, tout en fleurs, et couvert d'essaims d'oiseaux-mouches, sur le bord de la mer, auprès de l'habitation de M. Lacour; lorsqu'à mon réveil, j'aperçus sur la grève un énorme requin aussi gros que ceux que l'on peut voir au cabinet d'histoire naturelle, qui était à mes pieds qui baignaient dans l'eau, et qui eût pu me dévorer s'il en avait eu la cruelle fantaisie. Ce fait d'histoire naturelle, aussi invraisemblable qu'il est vrai, et que l'on ne peut pas regarder comme un conte de voyageur, puisque M. de Humbold l'a rapporté dans son voyage aux régions équinoxiales, et puisqu'il l'a dit, il faut bien le croire; car l'autorité de ce savant est du plus grand poids, et si M. de Humbold, qui a observé toutes les analogies et les oppositions dans la nature, surtout en Amérique où elle est si gigantesque, et où tout est taillé sur un grand modèle, qui interroge tous les êtres organiques ou inertes qu'elle lui présente et à qui les rochers, les arbres et les fleurs répondent, ne tente pas même d'expliquer ce phénomène; convient-il à la coterie craniologique de raisonner sur cette innocence, sur cette philantropie des requins à la Guyara, et sur leur affreuse voracité à Curaçao, à Porto-Cabello, à Cumana? En effet, si le créateur et les sous-créateurs des puissances organisatrices et législatrices ont été en défaut, c'est bien dans la solution de cette objection qui restera dans toute sa force jusqu'à ce que l'on nous ait prouvé que l'organisation de ces requins est différente l'une de l'autre; et en attendant les preuves de ces Messieurs, le peuple de la Guyara explique ce phénomène en disant : que l'évêque a donné la bénédiction aux requins de cette côte.

On ne peut sans doute nier l'influence du physique sur le moral, ni l'existence de dispositions innées qui sont loin d'être des penchans irrésistibles; mais quelle influence à son tour le moral n'a pas sur notre organisation! Il la change, la modifie, et ces organes si volumineux, si développés, que l'on découvre à l'autopsie chez les hommes éloquens, généreux, intrépides, pleins de feu, ne sont pas la cause de leurs qualités morales, ils n'en sont que les effets; non, ce n'est point parceque l'on est atteint d'un anévrisme du cœur qu'on est orateur véhément; mais

mais c'est cette vivacité, cet entraînement, ces images de feu dans le discours, qui font bouillonner le cœur et le cerveau, qui les rendent malades. C'est par le surcroît, l'abus des facultés intellectuelles de l'activité de l'âme que les organes se développent davantage, se brûlent, et se consument; car l'héroïsme, le génie, l'esprit, l'éloquence, ne sont point le produit d'organes matériels, ceux-ci au contraire sont influencés par eux, ils émanent d'une étincelle, de quelque chose d'électrique, de l'âme enfin. Et on pourrait être encore doué de toute la perfection dans les formes de la beauté idéale de l'Appollon du Belvédère, et n'avoir que de vilaines qualités et posséder d'affreux penchans. On peut en effet avoir des organes développés, volumineux, un gros cœur et une énorme tête comme on l'observe chez beaucoup d'individus et nous connaissons surtout un jeune acteur de société qui a des organes horriblement développés sans avoir un bon cœur ni une bonne tête, et à qui nos jolies demoiselles ont donné à jour comme pour nous prêter à rire, sur la petite scène où elles brillotent d'un aimable talent, les rôles où Elleviou nous a charmés et où nous aimons Lemonnier.

Deux génies ont présidé à la formation de cette nouvelle monstruosité onocéphale dont la tête sera un jour, comme on l'espère, déposée au musée Dupuytren, pour en être un des ornemens, et qui devait être un objet de scandale et un instrument de discorde à sa conception. Le génie de la crâniologie persiflé par celui de Lavater, et furieux de perdre dans le monde terrestre de l'exaltation qu'il avait d'abord inspirée, et regrettant le bon vieux temps et la bonne Allemagne, s'en prenait à lui de tous ses malheurs, et tout en lui adressant des reproches qui n'étaient rien moins que polis et de bon ton, il lui proposa avec une brutalité peu commune, en paraissant oublier que parmi les génies, le premier devoir est l'impartialité et la décence qu'ils doivent surtout conserver envers eux ; cette singulière épreuve : prenons, prenons, dit-il, à son animation celui qui devra un jour porter le doux nom de Rose-d'Amour, nom d'autant plus joli qu'il lui sera donné par M<sup>lle</sup> Z..... la plus gentille des marraines, à cause sans doute des boutons et des fleurs qui naîtront et écloront sans cesse sur la peau rocailleuse de son visage, et qui ne l'embellissent pas plus que leurs noms n'enjolivent un dictionnaire de botanique; moi, je travaillerai à le rendre le premier des hommes, j'organiserai, réorganiserai, je protubérerai si chaudement que l'aspect extérieur de son crâne signalera ses beaux et irrésistibles penchans ; vous au contraire, vous ferez, vous multiplierez, vous centuplerez vos efforts pour l'en faire reconnaître comme le dernier, et s'il est vrai ; comme vous semblez ne le dire qu'avec une feinte modestie, qui n'est de votre part qu'une charmante coquetterie de l'esprit, que la physionomie seule est le vrai miroir de l'âme, alors, nous verrons mieux que ce que l'on ait pu encore inscrire et graver dans

les annales du ridicule..... J'organiserai le crâne, vous dessinerez les traits de
la figure, et tous deux, en même temps, organisons, dessinons; vous, le beau
idéal du laid, et moi le nec plus ultra de la crâniologie, et commençons!.. Le
cartel est accepté, et nos deux génies de se mettre à l'œuvre; celui de Gall,
plus fier, plus entreprenant, plus audacieux et doutant moins de lui-même que
son modeste et aimable rival, avait déjà organisé la plus célèbre de toutes les
protubérances occipitales, et avait placé à côté de la plus ample et de la plus
belle des nuques, mais nuque unique, le prototype de toutes et comme pour
se mouvoir autour de cette planète principale, comme chez tous les bons coqs
où elle devrait naturellement être aussi saillante que leur crête, dont la rou-
geur en dit plus chez eux, comme chez les autres, que tout le reste, le
petit satellite de la rodomontade. Il travaillait vite, aidé qu'il était d'ailleurs
de sa bonne amie, la complaisante physique, à qui abusant un peu trop du
sentiment de la propriété, il avait fait, sans qu'elle parut s'en fâcher, plus qu'un
emprunt forcé de ses forces attractives pour faire que ce qui n'est que des empreintes, des saillies chez les autres, soit au moins des taupinières chez son
malheureux protégé : il semblait avoir quelque pitié de la lenteur habile de
son antagoniste, qui avait mis tant de temps a arranger la plus belle et la plus
extraordinaire des mâchoires; et il s'avouait que celle si fameuse dont Samson
s'était servi autrefois pour combattre et mettre en fuite les Philistins, n'était
qu'une miniature auprès d'elle; il se serait même cru vaincu, si le Lavaté-
risme allait, travaillait aussi vite qu'il était admirable dans sa composition.
Mais tandis que ce dernier s'étudiait à dessiner quelques linéamens de la figure qui peignissent bien, qui fussent le miroir d'une laide ame et d'un mauvais cœur ; la crâniologie organisait partout, et avait déjà crée une chaine de
Lilliputiennes cordilières des crânes, que l'on voudrait nous montrer élevées
sur eux avec leurs fissures, leurs excavations par des portions du cerveau
distinctes l'une de l'autre, où résiderait la source de toutes nos facultés bonnes ou mauvaises, et qui ne seraient plus alors que le résultat de leur plus ou
moins de développement; comme si quelque chose dans cet extérieur du
crâne avait de quoi nous surprendre; puisque rien dans la nature n'est parfaitement plane ni parfaitement rond. Mais il y a en vérité de quoi confondre
notre étrange orgueil, quand on voit sur cette noble, sur cette auguste tête,
sur cette fille chérie de la crâniologie, à la cime de ces éminences, dans la
profondeur de leurs excavations, le long de ces beaux et doux sinus, sur ces
élégantes sutures; quand on voit, dis-je, pulluler à loisir à l'ombre d'une che-
velure si touffue des myriades de cannibals et dégoutants insoctes qui, obéissant à leur instinct meurtrier, se livrent sans cesse au carnage avec une féro-
cité plus grande encore que celle de Saturne, qui dévorait ses propres enfans;
car eux dévorent leur propre père; et font de sa vie un long supplice. Le

bouillant phrænologiste se félicitait, s'extasiait, en voyant avec quel bonheur il avait surtout été heureux dans le développement de l'organe de l'avarice, qu'il avait placé en garnison dans un inexpugnable blokhaus, qui était d'une bien haute élévation pour ces monticules, et dont le sommet surpassait de beaucoup de millimètres la plus grande de leur hauteur ; et auprès duquel, et plus en dedans des sutures pariétales, il avait placé, comme pour aider à sa défense, la lutenine de la fatuité ; et ce fortin est situé près de la ligne équatoriale cranienne, à deux minutes, une seconde de latitude coronale ; trois secondes de longitude, en faisant passer le méridien cranioscopiste par l'observatoire de la fatuité ; et à deux minutes cinquante-neuf secondes de zéro de craniologie. J'aurais cru ne pas rendre un vrai service aux frères et amis de cette belle science bien utile, surtout à la morale et à la religion ; et ne pas les aider dans leurs recherches, leurs investigations ultérieures pour troubler le domaine, déjà si obscur de la métaphysique, en négligeant de leur indiquer le point précis de ce piton du crâne, qui pourra, peut-être un jour, ne leur être pas moins important à reconnaître que ne le sont pour les marins s'orienter dans leur route, les pics de Ténérife, des Açores et le petit de la Boudeuse, que j'appellerais bien volontiers celui de l'Espérance, si son nom ne nous rappelait celui d'un des bâtimens de découverte que commandait Bougainville. Et puis, ne me devais-je pas à moi-même de le faire, et surtout au malin public, qui est toujours trop disposé à déprécier, quand toutefois, il ne veut pas les nier, les grandes découvertes ; car j'aurai toujours présent à la mémoire, et ce n'est pas le moment de l'oublier, que j'annonce aujourd'hui au monde savant la mienne, qui n'est peut-être pas la moins importante du siècle, et pour laquelle, ainsi que pour toutes celles que l'on ferait en craniologie ; le vertueux de Montyon a sans doute fondé un de ses prix que l'Institut, qui brillait de tant d'éclat et de lumière sous l'empire, décerne tous les ans, dans sa séance solennelle ; oui, je me souviendrai toujours du doute des géographes, quand un jeune homme plein de mérite et de brillantes espérances, qu'il a réalisées depuis, M. Mollien, naufragé de la frégate la Méduse, leur a annoncé qu'errant seul sous le ciel brûlant de l'Afrique, au milieu de ses affeux déserts, il avait enfin, après avoir couru mille dangers, découvert les sources de la Sénégambie et de la Famélé, mais que faute d'instrumens de mathématiques, il ne pouvait préciser au juste leur point géographique : j'ai été plus heureux que M. Mollien qui méritait pourtant de l'être plus que moi, et que cependant j'aime à croire de tout mon cœur ; car il est tout à-la-fois un voyageur hardi, un excellent observateur, plein de science et d'esprit, un très distingué et aimable consul au port au Prince ; et que malgré mon faible mérite, j'ai pu apprécier dans son voyage à la république de Colombie : mais j'ai lieu de penser que la gentille et peut-être romanesque historiette, si joliment racontée de sa charmante rencontre à la source de la Famélé, a bien pu accréditer un doute sur lequel je n'oserais d'ailleurs me permettre aucune observation.

Le fougueux organologiste s'avançait crânement, et était déjà parvenu à grimper jusqu'au point culminant de l'organe de la hauteur, d'où il s'apprêtait à organiser la victoire, comme on l'a dit de Carnot, le plus beau caractère, l'Aristide de la révolution et de l'empire, mais tour à tour victime de l'ostracisme du peuple et des rois, il donnait bruyamment l'ordre à ses réserves d'avancer pour la décider; quand MM. les organes. ayant celui de la musique en tête, de l'humeur querelleuse ou de la rixe, de la circonspection, des mathématiques, de l'amour paternel, de l'amour maternel, de la piété filiale, de la philogéniture, de la bienveillance, de l'affectionavité, de l'amativité, de l'individualité, de la localité, de la causalité, de la surnaturalité, de la construcité, de la glossologie, de la persévérance en amour, de l'amour platonique, de la constance, voire même celui de la théosophie qu'escortait celui des voyages qu'il trainait à leur suite, sans doute en qualité d'aumonier, s'avançant, étaient déjà prêts de s'emparer des meilleures positions, quand aux cris mille fois répétés et retentissants dans les airs de : Vive la craniologie!.. vive la victoire!.. Leurs superbes et altières altesses, les aigles de la craniologie trop heureuses d'avoir à combattre, de se surpasser et de vaincre ou mourir sous les yeux de leur souverain, et que Mars, lui-même, avait voulu guider à la victoire; les mâles et arrogans organes de la fierté, de la résolution, du courage, de la combativité, de l'infernalité, de la destructivité, de la cruauté, du carnage, du meurtre et de l'antropophagie; déployant et agitant leur terrible et sanglant drapeau rouge, s'apprêtaient à donner avec la même intrépidité, la même impétuosité que celle de notre vieille-garde qui sut toujours vaincre, et qui, dans une seule journée où il y allait des destinées de la France, pour qui elle combattait; où la fortune trahit son dévoûment et sa bravoure, mourut et ne se rendit pas; et qu'il serait, je crois, de l'honneur des Français, de l'intérêt et de la dignité du trône, de faire revivre et de greffer de jeunes plants à côté de ses cyprès, sur les immortels lauriers qu'elle a cueillis. Mais, ô fatalité!.... et de quoi, mon Dieu, dépendent souvent, et à quoi tiennent quelquefois les destins d'une bataille et comment la victoire peut échapper au moment même d'en sonner la trompette? Quand la plaisante caricature, qui avait obtenu l'honneur de venir étudier près de Lavater de nouveaux traits, pris sur son chef-d'œuvre, et dignes de l'immortaliser à jamais, sortit de sa muette et pourtant éloquente contemplation, au bruit, aux trépignemens, aux cris, aux houras et aux hurlemens de ces nombreuses et infernales phalanges craniologiques, qui s'avançaient les unes, d'un air si martial, et les autres, comme des damnées. On pourrait trembler à moins, et elle fut vivement effrayée, et crut le peintre, le dessinateur de l'âme dont les qualités étaient réflétées sur les traits de la physionomie, vaincu par son présomptueux et audacieux adversaire; mais l'apparition et la vue du danger qui pouvait naître de ces monstres, lui fit horreur, sans lui faire rien perdre de sa présence d'esprit; et heureusement inspirée, elle pense à l'instant à Camper, court, va, vole le trouver : il sommeillait! elle est bientôt introduite; car ce n'est pas à la cour des génies qu'il faut aller chercher le temple de l'étiquette; elle lui peint éloquemment et avec de sombres couleurs toute l'imminence du danger qui menace son vieil et bon ami, lui raconte en deux mots toute l'aventure, et le prie de vouloir bien intervenir à l'instant, s'il ne voulait pas que la physionomie fût bientôt dans les fers de la craniologie.

Son éloquence était persuasive, entraînante, car elle lui parlait sous la dictée du cœur. Le naturaliste hollandais sensible à sa douleur, et au souvenir de son ancienne amitié pour le philosophe Suisse, ne voulut pas intervenir précisément comme le suppliait de le faire la pressante caricature, parcequ'il est convenu entre les génies d'une non intervention, lorsqu'il s'agirait de vider leurs différends entre eux; mais soudain il accourut à son aide, et Mercure, qui aimait Lavater, lui prêta ses ailes pour voler plus rapidement ; il est à peine arrivé, qu'il mesure avec son coup d'œil d'aigle toute l'étendue du danger, et proportionne ses moyens de défense à la tactique et à la vivacité de l'attaque; il va droit au craniologiste qui ne l'attendait guère sur ce terrain, et qui essaya vraiment de parlementer, invoquant tout à la fois la politique, le droit, les traités, enfin les raisons du plus faible. Camper qui s'était armé de son angle facial, le tire à l'instant à la tête de Rose-d'Amour, et ne lui donne d'ouverture que celle qui est reconnue tout juste séparer le dernier des hommes du premier des singes ; et ce malheureux, qui croit qu'on le plaisante en le voyant, et pense que son amour propre est blessé parce qu'on l'examine avec la même curiosité et le même empressement qu'on le ferait pour voir un Orang-Outang, eût préféré, sans doute, rester le premier des Jokos que le dernier des siens.

Camper, à l'aide de ce talisman inattendu, le force d'abandonner ses positions, l'accule à l'arrière du crâne et fait replier en désordre ce fondateur des États-Unis du cerveau, qui est forcé de nicher en cet étroit espace tous ses organes fédératifs, et qu'il nous donne pour autant de puissances législatrices de nos penchans, de nos sensations, de nos facultés, et d'où émanent la pensée, le raisonnement, le jugement, les affections, les vertus et les vices. Satisfait d'être allé bénévolement au secours de son ami, Camper s'en retourne content d'un honneur auquel il attache d'autant plus de prix qu'il imite en cela notre belle, bénévole, chevaleresque et valeureuse France, toujours, dans toutes les occasions palpitante d'honneur : et après avoir laissé à son ami le soin d'achever son ridicule immortel ouvrage , il se hâta de retourner auprès de Pline, Linnée, Buffon, Banks qui ne peuvent se lasser d'écouter Cuvier, depuis son arrivée dans l'empire éthéré des génies : exemple touchant et rare ; car je n'en connais guère parmi les mortels. Tous ces organes ainsi repliés, refoulés en désordre ; car c'était le coup de pied d'Iéna ; mal nichés et trop à l'étroit, n'ayant point de colonies nouvelles pour y jeter le surcroît de leur population, se mutinèrent, s'insurgèrent, se firent entre eux une guerre mortelle, jusqu'à ce qu'enfin toutes ces républiques fédératives rompant leur union, accouchèrent, comme toutes les républiques, d'une reine qui se fit couronner sous le nom de la Raison. Mais reine faible, indécise, souveraine impuissante et ressemblant trop à leurs vacillantes majestés, les reines Christine et la jeune et intéressante Dona Maria ; n'ayant rien du caractère mâle, fier, autocrate de l'impératrice Catherine II, ni de la douce et aimable gaîté, ni du sérieux et de la finesse délicate de l'esprit de notre auguste princesse royale Hélène, dont l'heureuse et céleste physionomie, véritable miroir de son ame divine, reflète réellement comme l'eût reconnu et vivement senti Lavater, à nous charmer et à nous enchanter tous, tant de séduisantes qualités du cœur et de l'esprit, que l'on craindrait de blesser sa touchante et inexprimable modestie, en voulant les énumérer....... ; et puis d'ailleurs, ce serait effeuiller une rose.

La réputation, le bruit d'un tel crâne s'étendirent au haut et au loin, comme tout ce qui est extraordinaire ; et les sociétés phrénologiques de Paris, de Londres et de Philadelphie députèrent aux lieux mêmes que Rose-d'Amour rendra à jamais fameux par sa naissance, sa vie, sa mort et sa dissection, pour le visiter et le complimenter, l'honorable chevalier Tue-Tout, le plus entêté et le plus fanatique enragé des craniologistes : ils se virent, s'admirèrent et s'aimèrent ; car les cœurs durs comme les cœurs sensibles, ont sitôt fait de s'entendre! et le rapport fait aux sociétés par leur envoyé, prouva jusqu'à l'évidence que la réputation de ce fameux crâne, n'était point usurpée ; et que le portrait que l'on en avait fait, n'était même pas encore assez flatté. Alors ce n'était plus assez des journaux qui existaient pour l'annoncer à l'univers ; on en créa de nouveaux ; toutes les villes voulurent avoir le leur ; l'amour de la science avait fait oublier l'ennuyeuse et inutile politique à ceux des lecteurs qui étaient sages et qui savent que la médecine, l'art de la guerre, la religion et la politique, dont tout le monde parle et croit bien parler, ne sont qu'à la portée d'un bien petit nombre : on en fit des lithographies, des portraits dont on ornait toutes les tabatières ; mais surtout des figures de cire que l'on promena à toutes les foires ; enfin, il n'était partout bruit que de Rose-d'Amour, dans les salons et au théâtre, c'était une fureur!.... Le chevalier Tue-Tout,

en lui remettant ses lettres de créance, lui expliqua l'origine de son nom
qu'il a déjà rendu célèbre, mais dans un vilain genre, il lui apprit que dans la
contrée qui l'avait vu naître, on donne aux enfans, comme autrefois chez les
Romains ; et là-dessus il lui débita de fort belles choses ; il lui parla de Ci-
ceron, etc., un nom tiré de quelques unes des qualités extérieures du crâne,
que Madame sa mère avait été heureusement délivrée par un craniologiste,
qui vit avec étonnement sur sa tête, une bosse d'une dimension extraordinaire répondant à l'organe n. 14 de la craniologie, et qu'il fallait qu'il
portât le nom que la nature venait de graver sur cette partie de son crâne
qu'il fit toucher à Rose-d'Amour, qui pensa en mourir de frayeur, et qui
est située à un pouce au-dessus et un peu en arrière de l'oreille, et où se
pavanne dans cet antre l'intéressant organe du meurtre. Il lui conta et lui
posa en principe, que toute faculté d'un être animé, dérivait de son organisation et que lui, pour suivre, à son aise, son agréable, mais irrésistible penchant, s'était fait anatomiste, physiologiste, craniologiste, toxicologiste, den-
tiste, artiste vétérinaire, écorcheur, et par-dessus tout cela médecin Brous-
saïste, comme ce bon ecclésiastique, dont parlait si tendrement le docteur Gall
dans ses cours, qui avait cette même bosse d'une ampleur presque aussi
honnête que la sienne, qui lui avait valu l'aimable nom de Tue-Tout ; et qui
s'était fait aumonier d'un régiment, uniquement pour mourir du doux et voluptueux plaisir de voir tuer des soldats. Il eut bientôt fait de son cher ami
un prosélyte fervent, il lui expliqua toute la magie de la craniologie ; mais le
crédule Rose-d'Amour, persuadé de la fatalité attachée à ces éminences du crâne
et ayant la main sur ses terribles bosses d'où doivent dériver tant d'affreux penchans ; et convaincu qu'il lui serait de toute impossibilité de résister jamais à
leur active irrésistibilité ; et dans la crainte de ne pouvoir y céder naturellement sans se brouiller avec la police, perdit pour toujours la raison : cette
reine du cerveau qui, chez tout le monde, dans le passage du néant à l'existence, est mère des organes ; mais qui, chez lui, par une fatale exception,
n'en était que la fille ; et cette ame éteinte, n'est plus qu'une étincelle qui
anime encore le corps de cet imbécille, que Dieu, sûrement, n'a pas créé à
son image. Heureusement que cette vésanie de Rose-d'Amour est innocente ;
car il n'est atteint que de la singulière manie de se dire républicain, et de
chercher à se faire nommer conseiller municipal dans l'espoir, d'après les
services qu'il croit avoir rendus à un obscur député, d'avoir l'honneur de
devenir bientôt le maire de sa commune ; mais j'aime à penser que MM. les
électeurs n'auront jamais la folie d'oublier que la véritable place de l'ambitieux
Rose-d'Amour, est à Charenton ou à Bedlam.

Si l'infortuné Rose-d'Amour, si disgracié de la nature et qui n'est qu'un
objet de plaisanterie et de ridicule, fut né aux isles de la Société, au milieu de

ces heureuses peuplades que la nature a tant favorisées, elles l'en eussent regardés comme un de ses rares écarts, et l'auraient impitoyablement immolés sur les autels de leurs Moraïs. Car c'était une coutume chez ces insulaires que nous avons innocemment empoisonnés de nos cruelles maladies, de sacrifier les victimes humaines qui auraient pu abâtardir leur population.

Les premiers navigateurs qui ont abordé aux isles de la Société, n'y ont point trouvé la syphilis établie ; mais à l'arrivée de l'Endeavour que commandait le capitaine Cook, quinze mois après que les deux vaisseaux commandés par Bougainville et le Dauphin (capitaine Walis) avaient mouillé sur la côte orientale d'O-Tahiti, elle y avait déjà fait les ravages les plus effrayans, et un des hommes de l'équipage la contracta cinq jours après le débarquement. Les insulaires firent entendre aux Anglais qu'ils en étaient redevables à ces vaisseaux, et Cook qui en disculpe Walis qui avait remis à l'amirauté un certificat qui ne laissait aucun doute sur l'état sanitaire de ses hommes, attribue naturellement, et en véritable anglais, l'importation de ce fléau dans ces isles au français Bougainville, qui, plein d'honneur, s'en est vivement défendu, et moi, je les crois tous deux innocens de l'introduction volontaire de ce fléau à O-Tahiti : en effet, il me parait prouvé en les lisant attentivement que ni l'un ni l'autre de ces deux chefs d'expédition n'avait de malades à bord ; et cependant elle avait éclaté d'une manière terrible dans cette isle, où les naturels, comme tous ceux de l'Océanie, attribuent, je crois avec raison, au passage des navigateurs les épidémies qui les moissonnent de temps à autre ; et quoiqu'également aussi l'opinion regarde l'Amérique comme le berceau de la syphilis, je ne crois pas non plus que l'on puisse accuser les compagnons de Cristophe Colomb de nous avoir rapporté sciennent cette affreuse maladie, source de tant d'autres, car cet amiral n'avait point de malades, lors de son débarquement à Cadix. Je ne puis donc m'expliquer l'importation de la syphilis en Europe et son exportation à O-Tahiti que par le non besoin d'une inoculation, d'une contagion directe, primitive, mais bien par une véritable infection produite par des hommes sains ou au moins jouissant de toute la plénitude de la santé ; quoiqu'imprégnés du principe de cette maladie, qui sont contaminés et qui, à leur arrivée dans une contrée encore vierge de ce mal, l'infectent, le répandent avec la rapidité de l'éclair, qui s'étend sur un grand nombre de personnes après la réunion de sexes, qui sévit d'abord avec cruauté pour presque s'éteindre en se naturalisant, comme l'observation l'a démontré partout toutes les fois qu'il apparaissait nouvellement et qui, plus tard ne peut plus se communiquer que par une contagion directe, immédiate, par l'inoculation ; et je ne puis m'expliquer cette soudaine apparition accompagnée de symptômes si formidables, lorsque l'inoculation n'est pas prouvée, autrement que par le fait d'une infection dont l'essence, comme toutes les causes finales, nous sera toujours inconnue.

La transmission de cette maladie par des personnes qui en sont exemptes, mais qui arrivent d'un pays où elle est habituelle, pourra paraître douteuse, et on ne laissera pas d'objecter toujours qu'il pouvait se trouver des gens de l'équipage qui la cachassent ou qui fussent dans le cours d'un traitement secret comme les officiers : mais si ce doute peut être plausible pour la syphilis, il ne peut en être de même pour d'autres maladies, et surtout pour la petite vérole qui a été infailliblement apportée par les Européens à O-Tahïti, car elle n'existait pas dans cette isle à leur arrivée, et elle n'a pu s'y établir comme je le crois, comme il est impossible de le révoquer en doute que par des hommes bien portants, mais enfin contaminés puisqu'elle ne régnait pas à bord des vaisseaux, qu'elle s'y est montrée après eux, qu'elle a sévi si cruellement et a tellement décimé la population de ces isles que la charmante O-Thaïti ne contient plus aujourd'hui qu'une faible population ; et il me paraît qu'il en fut de même de l'origine de ces affections dans les isles de la mer du Sud.

En effet, d'Entrecastaux envoyé à la recherche de la Pérouse, a introduit au rapport du jeune Mariner, qui avait échappé au massacre de l'équipage, la Syphilis aux isles des amis, sans avoir personne sur les cadres atteints de cette maladie, et la Peyrouse, il faut bien le reconnaître, qui n'avait point de variole parmi les personnes de son équipage, l'a importée à la Nouvelle-Hollande où elle a éclaté pour la première fois après son départ, et comme la dyssenterie n'avait jamais régné à O-Thaiti avant l'arrivée de Vancouver et qu'elle s'y est manifestée alors même qu'il était encore au mouillage ; je ne puis que partager l'avis des insulaires si heureux avant la découverte de leurs isles, et qui croyaient que le monde finissait où finissaient leurs isles, qui, incapables encore aujourd'hui d'apprécier les bienfaits d'une haute civilisation, n'en ont pris jusqu'à ce jour que les vices, les habitudes pernicieuses et ressenti les malheurs et qui attribuent bien naturellement toutes leurs nouvelles maladies à leur communication avec nous, et dont, comme je l'ai déjà dit, nous n'en avons été que la cause innocente. Il en est de même de la rage qui n'avait jamais été observée à l'Isle de France et qui y a éclaté depuis que cette reine de nos colonies militaires, naguère si oppulente, où se sont passés les plus beaux faits de la marine impériale, cette terre promise des marins, est devenue malheureuse et sujette de l'Angleterre, et que les Anglais y ont débarqué des meutes considérables de chiens parmi lesquels il n'y en avait pourtant point d'enragés ; l'apparition de ce fléau dans cette colonie me paraît due aux mêmes causes que celles des autres maladies dans l'Océanie. Et s'il en est ainsi de la naissance, de l'origine des maladies, je laisse à penser à quoi bon toutes nos vaines et ruineuses précautions sanitaires?

Je ne puis voir qu'avec un plaisir infini que ces idées si simples et si naturelle de philosophie médicale ont passé libres de tout alliage au creuset de l'expérience qui les a sanctionnées, au moins implicitement; lorsque l'on voit que dans le traitement de la grippe, comme on l'a appelé dans le siècle dernier et qui n'est à la vérité qu'une affection nerveuse épidémique, d'un caractère spécial; l'influenza, soit simple, n'offrant que des points contusifs, rhumatismaux et très-douloureux sur quelques-unes ou sur toutes les parties du corps compliquées le plus souvent d'affections réactives et quelque fois d'affections typhoïdes et apparaissant le plus souvent dans cet état sous la forme et l'apparence de pleurésie, de pneumonie, de pneumo-Bronchite, mais non inflammatoires, non réactives et essentiellement gangréneuses; la même au fond chez tous les individus, mais comme on le voit avec des formes diverses; que l'on dit dépendre des vicissitudes atmosphérique que l'on à éprouvées cette année, que l'on a reconnues être à peu près les mêmes que dans les autres époques où elle s'est montrée; mais dont la cause me paraît encore inconnue, et qui sévit en ce moment dans toutes les contrées de l'Europe; lorsque l'on voit, dis-je, que les émissions sanguines ont été si funestes surtout à Londres et même à Paris, où tant de médecins ont un si grand intérêt de se taire sur les résultats de leur obstinée et malencontreuse médication. Je vais dans cet ouvrage de circonstance, en parlant de l'Influenza sur laquelle l'académie avait annoncé avec tant de fracas un rapport si impatiemment désiré, qui se fera sans doute éternellement attendre et que j'ai vue différente encore dans quelques-unes de ses variétés de celles qu'ont décrites les auteurs et les journaux (au moins sur le petit théâtre où j'opère), raconter naïvement mes sensations, mon manque d'habileté à avoir saisi d'abord les caractères spéciaux de cette affection, que j'ai vue portée à son summum d'intensité.

Je fus appelé le 19 Janvier 1837, au village de Grand Clery pour y voir Madame Henri; cette dame d'un tempéramment frêle, nerveux, souffrait et était alitée depuis quelques heures; elle avait fait une chute il y a deux ans, et depuis elle était sujette à des douleurs rhumatismales, je ne reconnus que ces dernières; mais elle accusait une plus grande violence de leur part et une dissémination plus générale dans toute l'économie, il n'y avait point de fièvre à proprement parler; mais des bouffées de chaleur qui alternaient avec des frissons vagues : elle ne pouvait se réchauffer. Je courus en vain sur des transpirations à l'aide de boissons tièdes, diaphorétiques et légèrement calmantes; deuxième jour, même état, même prescription; le troisième jour, anxiété très grande, douleur contusive générale, langue blanche, un peu sèche et fendillée, pouls naturel, sécheresse de la peau..... j'étais étonné; mais pourtant mon pronostic n'eut rien d'alarmant; j'avoue de bonne foi que j'étais encore plein de sécurité; quatième jour, apparence de réaction, pouls plein et sans vitesse, peau chaude, halitueuse, enfin transpiration de bonne nature, disparition complète des douleurs des membres, respiration difficile, haletante, sifflante comme dans l'asthme convulsif avec absence, comme dans cette affection de quintes de toux; douleur sourde et déchirante de la poitrine qui semblait bouillonner, haleine inodore, intelligence nette, voix faible .... Je crus à la rétrocession des rhumatismes sur les organes de la poitrine, et je cherchai bien qu'en désespoir de cause à obtenir une révulsion par des vésicatoires à l'eau bouillante sur les extrémités inférieures; agonie, mort.....

Ces symptômes, cette agonie me surprirent d'autant plus que, quelques jours auparavant, j'avais observé les mêmes phénomènes chez une jeune fille de cette commune, encore nubile, malade depuis quelques jours, que l'on avait gorgée de vin chaud au sucre et que l'on me disait se mourir d'une pthisie pulmonaire; j'avais déjà vu mourir beaucoup de pthisiques, surtout à Bruxelles; mais je n'avais jamais rien observé de semblable : j'étais dans un doute affreux sur le véritable caractère de ces maladies; quelques individus, faibles à la vérité, venaient d'en mourir en quelques heures; d'autres tombaient malades; j'en avais vu encore deux autres; l'une était une femme forte, récemment accouchée, chez qui j'avais rencontré des symptômes propres au typhus; mais qui guérit plus tard, quoique au dernier degré de la maladie et presque mourante, à l'aide de vomitifs qui lui firent rendre une énorme quantité de matières saburrales, sales, jaunes, gluantes, en tout pareilles à celles que je faisais éliminer dans le choléra.

L'autre malade âgée de 32 ans, d'un fort tempérament, avait eu, il y a deux ans, une fièvre intermittente dont le sulfate de quinine avait triomphé en quelques jours, éprouvait à mon arrivée auprès d'elle, 20 janvier 1837, de la soif; elle était dans une sueur complète qui avait été précédée de froid de frissons, de tremblemens auxquels avait succédé une forte chaleur : il y avait environ quinze heures que cette femme qui était enceinte s'était sentie malade, sans avoir éprouvé de symptômes précurseurs; je crus à une intermittente printanière, je ne conseillai presque rien..... je crus que dans la position où elle se trouvait, je n'avais rien de mieux à faire que d'attendre que la fièvre se régularisât pour la combattre ensuite; mais le troisième jour deux heures après midi, je trouvai la scène bien changée! l'intermittence que j'avais si naturellement attendue n'avait point parue, la maladie au lieu de s'amender, avait toujours été en s'aggravant, et se dessinait alors si nettement, qu'elle me parut de la nature des typhus : le symptôme le plus saillant était une douleur pleurodynique intense, comme je n'en ai jamais vu exprimer de pareille, qui existait à la partie inférieure, latérale droite de la poitrine, que la pression n'augmentait ni ne diminuait; la respiration était pourtant naturelle, la voix était affaiblie, sans être cassée comme dans le choléra; il y avait

quelques quintes de toux nerveuses, douloureuses et sèches ; la figure était
fortement colorée d'un rouge de brique, les traits sensiblement altérés paraissaient comme grippés, l'intelligence nette, le pouls assez plein, se laissant
facilement déprimer, la peau chaude, couverte d'une légère moiteur, une
grande anxiété, un air de stupeur, une grande crainte de mourir et cette
femme disant qu'elle était plus mal que je ne pouvais le penser, ni qu'elle
semblait me le dire..... Je n'eus pas de peine alors à reconnaître la gravité de
cette affection que je regardai de suite comme une grippe, une pleurodynie
typhoïde avec néanmoins des empreintes, des nuances inobservées encore
par moi.

Je me gardai bien dans une position, dans un état aussi insideux que l'était
cette malade, de recourir aux émissions sanguines dont l'indication apparente
était si inopportune et si trompeuse; j'étais trop persuadé, trop effrayé de
leur danger; je crus devoir en avertir les parens; hélas! c'était trop de complaisance, trop de niaiseries : car comment faire entendre raison à des paysans aussi ignorans? Il serait, en vérité, je crois plus raisonnable de vouloir
aller faire de la médecine philosophique au camp d'Abd-el-Kader qu'auprès
de la plupart de nos malades. Non, mon style ne sera jamais assez déchirant
pour exprimer toute ma pensée sur notre profession; l'étude de la médecine
ennoblit l'homme; mais autant cette science si difficile, si curieuse, si attrayante pour seulement certaines organisations heureuses, exalte et avive les
qualités de l'esprit et du cœur; autant aussi l'art ou plutôt sa misérable, son
ingrate et dégoutante pratique attriste, épuise le moral et l'éteint.....

J'appliquai et maintins avec un soin extrême, sur le côté douloureux, un
cataplasme de moutarde fraîchement pulvérisée, je voulus même arriver jusqu'à la vésication plutôt qu'avec les cantharides dont je redoutais les fâcheux
effets sur le système des voies urinaires et qui auraient pu empêcher, enrayer
une crise salutaire si elle eût pris cette voie; j'aime à croire que ce précepte
de thérapeutique n'ira pas mourir sous les yeux et dans l'oreille de nos médecins!.... Le traitement interne se composait d'une infusion de thé, de feuilles et fleurs d'oranger avec addition de liqueur anodine d'Hoffmann (20 gouttes) et d'esprit de Mindererus (un gros); 10 grains de poudre de Dower, où
l'opium dominait; j'y avais ajouté des caléfacteurs.

J'attendais avec raison tout de ces moyens, quand je ne sais par quelle
fatalité traînait dans ce village où il ne venait jamais, un consulteur d'urine
que je connais à peine, l'Alexandre des charlatans, couru, consulté et divinisé par tous les imbéciles de 25 lieues du pays; à la ronde, qui viennent
avec leurs urines, une stupidité que l'on ne pardonnerait pas à des Lapons,
se faire duper chez lui, qui le méritent bien, et qui le croient d'autant plus
sorcier, qu'il affecte de dire qu'il est le fruit des amours plus tendres que

chastes de défunt le curé, desservant de la paroisse d'Ermonville et de ma-
demoiselle Jaquette, sa très-humble servante ; et l'on dira que les préjugés
en faveur de la naissance sont éteints, quoique nous ne soyons pas encore
dans le grand siècle des lumières. Il s'introduit presque de force, à l'aide d'un
compère, chez cette malade qui avait été assez sage pour refuser ses services;
l'interroge, examine, goute ses urines, emploie quelques signes cabalistiques ;
puis mon âne d'ôter au plus vite ce que j'avais appliqué, de rejeter mes médicamens et de vouer au mépris, avec des expressions qu'en les répétant, je
craindrais de salir mon encre, un traitement qu'il ne lui était pas donné de
pressentir, ni d'entendre et le dirais-je? c'est pourtant pour des sots de cette
espèce que les petits tribunaux, pour la plupart encore trop en arrière d'une
haute civilisation, des sciences et de la philosophie semblent réserver toute
leur tendresse.

Il s'élève de l'uromantie au Broussaïsme et d'un ton d'inspiré si magique
auprès des villageois de la dernière classe surtout, il prononce le grand mot
de fluxion de poitrine, le malheureux n'en savait pas davantage! aussi que
Dieu laisse au moins en paix et prospérer en ce monde ce grossier jongleur,
s'il ne peut lui faire grace dans l'autre. Il eut recours alors aux émissions sanguines à outrance, et à la vue d'un sang si appauvri et encore si nécessaire,
qui se perdait avec une abondance si funeste, il s'écriait : Bravo!! rassurait
tous ses benêts de spectateurs, et leur jurait sur son honneur et sur sa démo-
niaque foi d'Urinas, qu'il avait enfin trouvé, lui, le secret de la comédie, que
d'orénavant partant que l'on se confiât, que l'on eût foi à ses reliques, aucun
malade ne périrait et vive Alexandre! vive mon Fripon et ses adeptes! Un
affaiblissement instantané s'ensuivit, les symptômes s'aggravèrent; et la malade
malgré de si belles promesses, malgré tant de sciences et de sortilége, ne
tarda pas à mourir... Mais que s'est-il donc passé, sous l'empire de cette médication ?

Cette femme avait à peine rendu le dernier soupir, M. T..., le coryphée
des conseils de l'hospice et de la fabrique de Dun, accourut de toutes ses
jambes avec encore moins de désintéressement peut-être que de zèle, tenter
au nom de la religion d'accoucher cette morte, chez laquelle aucun travail
préparatoire de l'enfantement n'avait même pas eu lieu; lorsque nécessairement épuisé par ses pénibles et vains efforts, fatigué de lutter contre l'impossible, et plein d'un saint et religieux transport, il ouvrit son sein pour en
extraire un fœtus de six mois, mort; afin d'effacer son péché originel, lui
sauver l'ame et assurer son salut, en lui faisant recevoir le sacrement de
baptême de ses mains pures.....

J'avoue que seulement en cette circonstance j'eusse fait semblant de m'ac-
quitter de ce triste office, mais alors dans des vues bien différentes de celles

du curé et du chirurgien. Ces villageois n'auraient jamais consenti à une autopsie; toutes les meilleures raisons du monde ne les y eussent pas décidés;
mais j'aurais profité de leurs dispositions; et cette fois j'eusse fait servir le
fanatisme à mon instruction et à l'intérêt de la science; j'aurais avidement
exploré les muscles, les plévres, et tous les organes pectoraux; j'aurais voulu
savoir s'il y existait des altérations organiques, ou si, comme on a pu l'observer à Paris et à Londres, ces organes étaient sans lésion spéciale distincte.
Dans ce dernier cas, il y avait à parier 80 sur 100 que le traitement que
j'avais prescrit sauvait cette malheureuse fermière, mère de quatre enfans :
dans le second, les saignées à part, il y avait encore des chances, à la vérité
beaucoup moins heureuses que dans l'autre, en faveur de cette médication,
et alors il eut été curieux, intéressant de savoir jusqu'à quel point les émissions sanguines avaient pu amener ces lésions organiques, les aggraver et rendre
essentiellement cette affection mortelle; mais je n'ai pas été assez heureux
pour cela; j'étais absent.

C'est ici l'occasion de s'élever contre une coutume, un précepte, un préjugé
religieux que je n'oserais qualifier de leur véritable nom, qui font ouvrir
une femme morte enceinte pour donner le baptême à un enfant qui
n'est même pas à terme, et chez qui aucun travail d'accouchement ou de
fausse couche n'est pas seulement commencé, et il n'y a pas encore six mois
que j'ai refusé de le faire à Vilaune; j'ai cru ne pas devoir céder aux instances de M. le curé, qui voulait absolument que j'ouvrisse une femme morte
d'une apoplexie nerveuse, enceinte de huit mois..... Il m'opposait des raisons,
des arguties, des ergotismes, avec, à la vérité, plus de décence et d'art que
de persuasion..... Je ne sais si j'ai pu dissiper ses scrupules; mais je lui ai assuré que si j'en croyais mon cœur, Dieu ne demandait pas un pareil sacri-
fice et qu'il me semblerait toujours ridicule et de la dernière imposture de
vouloir, comme on ne lui avait rien moins que philosophiquement enseigné,
assurer la vie éternelle à un fœtus mourant, non viable; et que ce n'était
qu'un précepte barbare, cruel d'une théologie surannée.

Deux femmes dans la même maison que la petite demoiselle qui était
morte d'abord et dont j'ai rapporté la similitude de son agonie avec
Madame H..... atteintes de l'épidémie sous sa forme la plus bénigne,
que j'avais déjà vues deux ou trois fois et qui allaient se guérir par les
forces de la nature aidées de quelques boissons tièdes, furent alors également traitées par le consulteur d'urine et par ses émissions sanguines à outrance. Ces maladies se sont tellement aggravées sous le traitement de ce char-
latan, qui de rien a su faire quelque chose, que la mère en est morte, et
que la jeune fille n'a dû son existence, fortement compromise, qu'à sa constitution robuste, ses 20 ans, l'espérance, et à son refus enfin d'être encore

resaignée, alors qu'elle se sentait si affaiblie... En somme, il y eut dans cette petite commune 13 morts, et la plupart dans ces conditions défavorables. Mais tous les autres grippés que j'ai eus à traiter là et en divers autres lieux ont guéri par le seul usage du repos, du lit, de la chaleur et des boissons tièdes, légèrement laxatives; quand l'influenza était catharrale ou réactive, ou bien quelqu'aient été l'abattement, l'anxiété, la stupeur, la violence des douleurs rhumatismales et leurs siéges dans les complications typhoïdes ou non-réactives, tous ont guéri, quand après avoir heureusement employé les émétiques, n'importe à quelle époque de leur durée, je leur donnais de la bière légère, des sirops raffraîchissans et de l'eau fraîche qu'ils désiraient avec ardeur. Quand des points rhumatismaux pleurodiniques ou lombaires, une toux sèche ont subsisté après la terminaison des complications catharrales ou typhoïdes, et que l'influenza était restée dans sa simplicité, dans son caractère essentiel de névrose; j'en ai toujours et rapidement triomphé à l'aide des épispastiques seuls ou associés à la poudre de Dower, et je n'ai enfin plus perdu personne.

Les émissions sanguines repoussées par les Anglais qui en ont fait une expérience si funeste, ont engagé une polémique fort vive entre les médecins français, et je ne puis ici m'empêcher de relever une contradiction que je rencontre dans un journal très-accrédité; contradiction d'autant plus choquante, que le judicieux auteur de l'article sur l'épidémie régnante, ne nous y a point encore habitué et que son opinion est d'un grands poids pour tous ses lecteurs qui le lisent toujours avec intérêt : quand après avoir exposé que la grippe n'est pas dangereuse, qu'elle est au contraire très-bénigne quand aucune complication grave ne la traverse; il ajoute qu'il y a cependant une exception à faire; c'est que lorsque la grippe a pris la forme de pleurésie ou de pneumonie, elle devient très-dangereuse et que les seuls cas très-rares où la mort a terminé cette épidémie, avaient pour objet des malades ainsi affectés et qu'il a soin de faire remarquer que cette variété est si loin d'être commune; qu'elle ne vient jamais spontanément lorsque la grippe suit sa marche naturelle, qu'elle succède exclusivement à une méthode vicieuse de traitement, et que tous les grippés devenus pleurétiques ou pneunomiques avaient essuyé des émissions sanguines trop fortes ou trop abondantes par les saignées ou les sangsues et que, quelques lignes après sans se rappeler, ou bien sans considérer ce qu'il venait d'écrire; il dit en établissant les bases du traitement, que la pleurésie et surtout la pneumonie, exigent une méthode plus active que quand l'affection est simple, bénigne; que quelques saignées peuvent être indiquées par le mélange de quelques symptômes inflammatoires; mais qu'en général, les émissions sanguines, dans ces fluxions de poitrine, doivent être extrêmement ménagées; parce que dix onces de sang représentent ici une saignée forte, et qu'il est rare qu'il faille les répéter plus de deux fois. La raison en est simple, c'est qu'il ne faut qu'un peu de logique pour voir, pour juger que ces maladies n'étant pas franchement inflammatoires, mais catharrales ou typhoïdes, tenant de la grippe ou de l'influenza, demandent un traitement spécial et en dehors de l'ornière Broussaïque. Oui, la raison en est si simple, que je ne puis concevoir comment l'auteur de l'article, d'après ce qu'il avait énoncé précédemment avec tant de justesse et d'esprit, a pu indiquer les émissions sanguines ; c'est alors faire trop de concession au Broussaïsme, cent fois encore plus facile et plus dangereux à suivre que le Brownisme, et qui, comme je l'ai déjà dit, est le pont-aux-ânes des médecins; c'est vouloir conserver encore un reste de culte pour l'idole du jour, que son journal toujours écrit d'un style animé, piquant et incisif, le bon sens et l'expérience renverseront, quand même....

Ces pneumonies sont inflammatoires ou typhoïdes. Si elles sont des inflammations franches des organes pulmonaires, réactives, il faut, sans perdre de temps, saigner à outrance. Si elles sont typhodes, gangréneuses, non réactives il faut absolument les éviter; et comment ne seraient-elles pas alors mortelles, puisque vous avez observé qu'elles amènent à ce dernier état, ces affections catharrales épidémiques les plus bénignes ; et puisqu'elles les aggravent, les font passer à la gangrène, au sphacèle typhoïdes des poumons : elles seront alors nécessairement et infailliblement mortelles; quand, par des Broussaïneries, vous les y aurez amenées et que tournant dans un cercle vicieux, vous recommencerez sur nouveaux frais; puisque vous dites, vous publiez qu'elles ne viennent jamais spontanément lorsque la grippe suit sa marche naturelle; mais qu'elle succèdent toujours à des émissions sanguines; quoique pourtant moins exclusif que le rédacteur; j'ai lieu de penser, moins d'après mon expérience qu'en raisonnant par analogie, qu'elles peuvent se montrer spontanément ou de prime-abord dans l'influenza. Et si comme vous le dites et l'avez observé, que la grippe accélère la mort des pthysiques, des vieillards, des asmatiques, et qu'elle pousse vers le dénoûment fatal ceux des malades atteints d'affections chroniques, vous devez fortement vous en garer dans tous ces cas divers; et je dois naturellement m'écrier avec M. Miquel, que je crois avoir reconnu à la facilité de son style : méfiez-vous dans l'influenza des émissions sanguines, soit par la lancette ou par les sangsues ; ni la grippe, ni ses formes en apparence inflammatoires ne s'en accomodent ; c'est une vérité: car, en effet, dans la complication typhode, lorsqu'elle est arrivée à un très haut degré, soit naturellement, soit par une trop funeste médication ; les symptômes de réaction ne sont qu'apparents, fallacieux ; ce ne sont que les derniers efforts, les derniers cris d'une économie animale typhoïsée, aux abois, mourants, dont les résultats indécis, sans durée, n'annoncent que trop la lutte alternative et inégale de la vie contre la mort, dans laquelle les émissions sanguines ne manquent pas d'assurer le triomphe à cette favorite des enragés Broussaïstes. Ces agens empirent vraiment l'état des malades et peuvent les entraîner à la mort s'ils sont poussés un peu trop loin ; et moi je me permettrai d'ajouter à une conclusion si juste, si claire, si logique, si expérimentalement vraie, et comme en me résumant dans ces dernières lignes, qu'il faut également s'en méfier dans toutes les maladies qui peuvent affecter l'espèce humaine sous toutes les latitudes possibles, excepté au début des phegmasies avec une trop vive réaction, un trop grand déploiement des forces vitales qui par ses excès mêmes pourrait détruire la vie, et c'est là surtout où la médecine triomphe ! dans l'anévrisme actif du cœur, l'apoplexie sanguine et dans tous les accidens que peuvent faire naître ou développer une pléthore sanguine générale ou locale ; alors elles sont nécessaires, urgentes et héroïques.

Je m'estime heureux de me rencontrer en pratique médicale générale et de voir que la plupart de ces opinions nous sont communes avec ceux des médecins les plus éclairés (et je n'entends pas parler ici de ceux qui regorgent d'une fastidieuse érudition) et qu'elles sont surtout mises heureusement en pratique depuis longtemps, malgré la vogue et le despotisme du sthénisme, que l'on voulait si charitablement nous imposer, en nous le donnant comme formant le caractère essentiel de toutes nos affections, qui ne forme qu'une des six classes des maladies que j'ai établies, et dont le nombre surpasse fort heureusement toutes celles des cinq autres classes ensemble, car elles sont réactives et tendent toujours à une solution heureuse : elles sont accueillies, partagées et professées au moins en partie par MM. Récamier, Kéraudren, Fouquier, Chomel., Rostan, Andral ; Lherminier qui vient d'être enlevé à la science, Caroly, Delpech, Pariset, Naquart, Gilbert de Savigny, etc., expérimentateurs adroits et de bonne foi, et surtout par les brillans professeurs de l'école de Montpélier, qu'ils vont faire refleurir, MM. Lordat et Rizueno d'Amador, qui viennent de paraître avec tant d'éclat sur la scène médicale, ainsi que par les éclectiques rédacteurs du bulletin de thérapeutique médicale, qui viennent de perdre un de leurs collaborateurs les plus distingués, M. Constant, enlevé trop tôt à la suite d'une lente et cruelle maladie, aux saines doctrines médicales qu'il défendait, dont la destinée, j'aime au moins à le penser ainsi, car il le mérite, aura aujourd'hui sur la médecine la même influence que l'eut pour la littérature, sous l'Empire, le beau journal qui portait son nom. Ces idées de haute philosophie médicale auxquelles j'ai cru devoir donner cours dans cette consultation à qui, depuis qu'elle a pris de l'extention j'ai donné le nom de Mosaïque, d'esquisse d'opuscule et que j'entrevoyais déjà à Bruxelles où j'étais étudiant, et qu'à mon retour j'eus l'honneur de communiquer même par écrit, à M. Recamier, ainsi qu'à son chef de clinique, M. Martinet, et dont il eut la bonté d'en dire alors quelques mots à sa clinique.

Je désirais bien que M$^{me}$ Deville, qui me paraissait disposée ou qui feignait de l'être à faire tous les sacrifices pour chercher à prolonger encore longtemps une santé chancelante et déjà trop altérée, vous fît consulter sur ma consultation, où j'ai émis des idées dont je me promets bien de ne plus jamais parler, car en effet, j'ai trop peu l'habitude d'écrire, et je sens que pour moi, c'est mourir cent fois avant la dernière que de s'astreindre à le faire; eu égard surtout à mon manque de temps, du plus absolu nécessaire de la vie, d'une bibliothèque, des journaux scientifiques; par l'obligation sacrée où je suis d'avoir pitié des malheureux, d'aller de temps à autre, traîner dans les justices de paix pour réclamer de si chétifs honoraires; que cela fait mal à penser et à dire, et sans parler encore de tant de cancans aussi dégoutants, soit qu'ils empruntent le style de salons de mauvais ton ou celui des ruelles et qu'il ne nous est pas toujours permis de dédaigner d'écouter ni d'y répondre.

Ces idées, dis-je, sont ni toutes de conviction et le résultat d'une expérience bien chèrement acquise, surtout à l'oscillante capitale du Vénézuéla, où malgré les commotions politiques qui l'ont agitée, ensanglantée et les horribles convulsions d'une nature sauvage à l'agonie qui, en moins d'une minute, par le plus beau temps du monde et sans que rien annonçât un tremblement de terre, l'ont déchirée, détruite et engloutie: on y conservera toujours le souvenir du savoir le plus aimable, universel, unique de M. Humbold et de sa savante excursion à la cime de la Silla, où il est allé au milieu des vents et des nuages étudier sa géologie, sa botanique, sa météorologie, où il s'est placé sur point le plus élevé de son pic, avec cette inquiète curiosité et ce secret contentement du savoir, qui peuvent seuls donner le génie, l'amour de la science et de la renommée......

Quels puissans mobiles!...., préludant ainsi avec un courage porté jusqu'à l'héroïsme, à ses pénibles et importans travaux au nouveau continent; c'est de là qu'il fit ses adieux à l'Océan pour aller visiter tout le cours de l'Orénoque et s'assurer, par une observation directe et déterminer de la manière la plus rigoureuse les circonstances de sa communication avec l'Amazone; et ce voyage à travers de vastes solitudes où l'on rencontre tant d'obstacles et de dangers, où il fallait se soumettre à tant de privations, se laisser dévorer par les moustiques si voraces, surtout sur la Magdelaine, qu'un de mes amis, qui avait éprouvé leurs morsures malgré de bons moustiquaires, ne souhaiterait pas un pareil tourment à ses ennemis; devait être de sept à huit cents lieues. Ces dangéreuses élévations que l'illustre voyageur qui fait tant d'honneur à la Prusse où il est né, et surtout à la France, glorieuse de l'emprunt qu'il lui a fait de sa langue pour éclairer le monde savant a pu atteindre, escorté de quelques noirs qui n'ont osé le suivre à la vue des corals et des tigres dont on entend, de Caracas même, les cris perçans et qui ajoutent encore à l'aspect déjà si morne de son paysage, je ne sais quoi de mélancolique et où au sein d'une nature si belle, si grandiose, sur ce point si intéressant de l'Amérique du Sud, où les communications avec l'Europe et les États-Unis sont si faciles et si continuelles, j'ai été atteint d'une violente nostalgie, invincible, malgré le regret bien naturel que j'éprouvais de retourner en France, pour y faire de la médecine civile puisque j'étais sans fortune, et pire que cela encore sans charlatanisme; enfin ces élévations plus périlleuses qu'elles ne sont prodigieuses, car elles ne sont que de 1,350 toises au-dessus du niveau de la mer, et d'où il a signalé à Caracas son arrivée par l'émission de fusées volantes, n'ont encore été accessibles qu'à lui et aux aigles.

J'augurerais bien, si elles ne devaient s'éterniser, des intéressantes et solennelles discussions soulevées maintenant à l'académie royale de médecine, depuis qu'une immense question, la *fièvre* qui remue la médecine tout entière et met en cause la pathologie et la thérapeutique est agitée dans son sein à propos du rapport du mémoire de M. Delaroque, touchant le traitement de la fièvre typhoïde, avec les purgatifs par le savant et si estimable M. le professeur Andral. Cette question, a une très-haute gravité; elle est le texte ou l'enseigne d'autres questions également très-graves, et elle me paraît être le signal d'une nouvelle et heureuse ère médicale; celle de l'éclectisme. Car M. Andral, homme vrai, consciencieux, doué d'un beau génie, qui, ayant à une époque néfaste de sa vie médicale partagé, comme il l'avoue avec la noble franchise d'une ame droite et élevée, qui rehausserait encore s'il était possible, son rare savoir, les illusions de Sangrado, qui au fait, n'était que le portrait ingénieusement calqué du célèbre médecin Pecquet, justement oublié, comme auraient déjà dûs l'être depuis longtemps les illuminés Broussaïstes, qui viennent de recruter un nouvel Hercule dans l'irrité, l'enflammé docteur Bouillaud, enthousiaste jusqu'à la folie d'une application rigoureusement impossible, ridicule même, de la statistique à la médecine; saignait et resaignait aussi lui fort abondamment et ne faisait pas moins de trois, quatre, cinq saignées bien belles, bien bonnes, bien copieuses et fort rapprochées; qu'il a fait même appliquer jusqu'à 200 sangsues sur le même individu. Quel courage! quelle patience! et je ne sais alors ce qui doit étonner le plus des illusions des malades ou de la barbarie des saigneurs exclusifs et à outrance. Mais aussi M. Andral, que son tact médical a fait abandonner la route des *sanguinaires* médecins, prie qu'on ne lui en demande pas davantage... J'ai vu, trop vu, dit-il, les résultats de cette affreuse et meurtrière pratique qui a conduit pourtant son fondateur à l'Institut et ses malades au tombeau ; j'ai vu et j'ai reculé plus effrayé, plus pénétré d'horreur que Talma dans le rôle d'Hamlet.... et si une chose a de quoi l'étonner, c'est que tous les médecins sortis ou imbus des principes de la fatale école du Val-de-Grâce n'aient pas fait la même observation que lui..... hélas ! C'est que la plupart des médecins, comme en vérité presque tous les hommes ne sont que de grands enfans, comme le disait avec une teinte de philosophie et d'enfantillage une gentille héroïnette et ne voient rien qu'à travers le prisme du fanatisme, des grandeurs, des préjugés et de l'erreur.

Il doit, sans nulle doute, jaillir de ces grandes et orageuses discussions, une vive, une éclatante lumière, et en attendant qu'elle émane des doctes académiciens, astrés pourtant un peu pâles sur l'horison médical ; j'aime à penser, si je ne me fais illusion, que moi aussi, jeté, perdu comme le ver luisant dans l'obscurité, j'aurai peut-être pu dans cet écrit, véritable mosaïque, faire luire quelques phosphorescences.

Madame Deville n'ayant jamais été atteinte ni d'accès de goutte, de rhumatisme, ni d'aucun exanthème ; il serait superflu, cruel même de lui occasionner gratuitement et en pure perte des douleurs de fantaisie en l'astreignant à l'application de nos révulsifs qui, comme me l'écrivait un jour M. Duquenel, souvent ne révulsent guère, puisque le principe de son mal, au moins d'après ma manière de voir, est absolument étranger à aucune délitescence métastatique sur l'estomac : mais il importe que le ventre soit toujours tenu libre à l'aide d'un lavement fait avec une forte décoction de cerfeuil, où l'on aura fait dissoudre un peu de savon râpé ; et après en avoir obtenu l'effet désiré, s'il y a, comme c'est à présumer, de la faiblesse, on cherchera alors à la dissiper en nourrissant autant que faire se pourra la malade par ce procédé que l'on emploie encore assez utilement en dernier ressort, avec un bon consommé. Madame n'emploiera en fait de médicamens, que des narcotiques, elle se permettra seulement et avec beaucoup de discrétion, l'usage de viandes rôties, ou blanches et gélatineuses qui, sous un petit volume, contiennent beaucoup de substances nutritives, des poissons frits, grillés ou apprêtés avec tout le recherché, le luxe culinaire de notre époque, qui est extrêmement sanitaire, et qui seront d'une digestion d'autant plus facile qu'elle les appète, comme les délicieuses perchettes de notre Meuse, elle prendra du riz sucré, du grueau, des figues sèches, des compottes et gelées de pomme et surtout de la gomme arabique dont elle aura soin de promener constamment un petit morceau ou une pastille dans sa bouche, parceque cette substance utile et généralement employée par nos médecins dont beaucoup sont loin encore de se douter de ses propriétés, jouit au plus haut degré de celles de prévenir et de charmer même les sensations si impérieuses de la faim et de la soif, et que par une prévoyante compensation pour tout ce qu'il lui a refusé la nature a placé au désert l'arbre qui la donne (1). La boisson consistera en une limonade végétale-vineuse, fortement sucrée, en vin de Bone ou de Chambertin que l'on coupera avec de l'eau fraiche et naturelle, car les eaux minérales de Seltz, contiennent trop de gazs. On frictionnera l'épigastre avec un liniment d'huile camphrée tiède que l'on fera habituellement alterner avec un emplâtre de poix de Bourgogne qu'on laissera plusieurs jours en demeure, et au centre duquel on aura préalablement étendu de l'opium brut. L'extrait aqueux d'opium qu'en cette circonstance comme toujours je crois devoir de beaucoup préférer aux sels de morphine que je prescris en pilules sera donné d'abord à faible dose, puis progressivement augmenté; car tous les physiologistes savent que l'habitude qui perfectionne le jugement émousse toujours le sentiment.

Ce médicament dont l'effet immédiat est d'engourdir la susceptibilité de l'estomac, perdrait alors bien vite de son action si cette circonstance était omise, et qu'il ne faut pas perdre de vue, et il importe surtout de ne pas en interrompre brusquement l'usage, parceque les propriétés vitales de cet organe altérées, se réveilleraient bien vite, plus destructibles et cancéreusement avivées qu'auparavant, car le système nerveux paraît aussi avoir une exacerbation ou une espéce de réaction à sa manière, et cette idée sans conséquence d'ailleurs que je glisse ici, n'est peut-être ni un jeu de l'esprit, ni un roman, ni un rêve physiologique comme il paraîtrait d'abord le sembler. Mais ces médicamens si activement efficaces, si héroïques pourraient, par un emploi inconsidéré devenir toxiques, d'autant plus dangereux que la chimie malgré ses laborieuses investigations n'a pu encore trouver le secret de neutraliser leur action déléterre par un contre-poison spécial et qu'elle nous a seulement appris ce qu'il ne serait rien moins nécessaire que tout le monde sût, qu'ils ne laissent aucune trace de leur présence dans l'économie et que leur administration, même à des doses progressivement croissantes, demande naturellement quelques connaissances et surtout beaucoup de discrétion.

Il ne nous est pas malheureusement toujours donné de guérir, on ne peut en conscience exiger de nous plus de ressources que l'art et la nature ne nous en offrent, mais au moins nous pouvons de beaucoup soulager et j'aime à ajouter avec bien du plaisir à nos palliatifs physiques; un autre palliatif bien important en cette cironstance, c'est encore la possibilité dans une position aussi fâcheuse de pouvoir rassurer ma malade en me permettant de lui sou-

---

(1) Il est à regretter que l'auteur de Paul et Virginie n'ait point connu toutes les propriétés du suc du gommier, car cette admirable prévoyance de la nature qui l'a fait croître au désert, eût paru ravissante, enchantée sous sa plume et Bernardin de Saint-Pierre nous eût alors ajouté une page de plus à tant d'autres pages inimitables, immortelles, des études et des harmonies de la nature.

mettre une observation de squirre de l'estomac donnée par M. Virey, député
et académicien, à qui ces titres ne serviraient que de ridicules auxiliaires si
elle n'était d'un haut intérét et propre à éclairer ou au moins à fixer l'attention sur ce point si délicat de thérapeutique : cette observation unique est
insérée dans la Revue médicale; où ce médecin littérateur, aussi habile praticien que naturaliste distingué, a annoncé avoir guéri un homme atteint de
cette cruelle maladie qui, à la vérité, n'était âgé que de cinquante sept ans,
mais qui avait été douloureusement et infructueusement traité par les méthodes aggravatives dont j'ai cru devoir signaler les écueils avec une pro-
lixité aussi indispensable en ce genre particulier d'écrit, qu'elle est fastidieuse
inutilement et mortellement ennuyeuse dans tous les autres, et dont ce malade, au fait, a eté d'abord soulagé, puis entièrement guéri par l'usage des
seuls narcotiques.

B.-P. SIMON, Chirurgien à Dun.

FIN.

DUN-SUR-MEUSE, 1<sup>er</sup> JUILLET 1837.

Je crois devoir rapporter un article que M. Doffoil fils a eu la bonté de faire insérer dans un journal :

Liny-devant-Dun, 14 octobre 1836.

*A Monsieur le Rédacteur de la Sentinelle de la Meuse,*

Monsieur,

Oserais-je vous prier d'ans l'intérêt de la science et de la pratique chirurgicale de vouloir bien insérer dans votre estimable journal le fait suivant dont nous avons été témoins :

Il y a quelques jours que le nommé Adolphe Brion de notre commune, père d'une nombreuse famille et dans la force de l'âge, travaillant à une carrière, s'efforçait à ébranler un poids de plusieurs milliers ; quand l'instrument dont il se servait venant tout-à-toup à lui manquer, il tomba violemment sur le côté, sa tête alla frapper avec force sur une pierre et la tempe droite où le coup avait porté était ecchymosée ; sans déchirure de la peau, il n'y avait ni félure, ni fracture des os du crâne, ce qui, dit-on, est souvent loin d'être un bonheur ; car il paraît que l'ébranlement du cerveau est plus considérable dans ce cas, que quand la violence de la percussion s'épuise sur ces parties, en en produisant la fracture. Mais l'ébranlement et la commotion du cerveau furent si considérables que l'individu avec lequel il travaillait de concert, le crut tué. On vint à son secours et on le transporta dans un état désespéré à son domicile. L'accident avait eu lieu à midi, et le lendemain à dix heures du matin, il était encore dans cette position léthargique ; le pouls était faible, la figure pâle, il était en proie à des convulsions vives et réitérées dont on n'avait pu encore le tirer par aucun moyen ; quand M. Simon médecin de Dun qui s'était opposé aux émissions sanguines, comme toujours aggravantes en pareille actualité, où par ignorance et par routine, on les prodigue avec un aveuglement trop funeste, lui fit avaler dix grains d'émétique, dissous dans un demi-verre d'eau fraîche, qu'il projeta dans son estomac à l'aide d'une petite seringue dont il introduisit le bout entre les dents qu'il eut beaucoup de peine à desserrer ; et une demi-heure après quand des envies de vomir se firent sentir, ce médecin fit des aspersions d'eau bouillante, (un sceau) sur les extrémités inférieures sans en excepter les parties génitales où elles paraissaient agir avec plus de force en même temps qu'il faisait pratiquer des affusions d'eau froide (8 sceaux) sur la tête ; des vomissemens abondans survinrent et le malade que nous pensions voué à une mort certaine, rejeta sans effort une énorme quantité de bile d'une laide couleur, en même temps qu'il paraissait extrêmement sensible à ces divers et nouveaux excitans pour nous ; je ne suis pas médecin et je ne me permettrai pas d'expliquer l'action spéciale de ces moyens extrêmes qui n'auraient jamais trouvés lettres de créance ici, s'ils n'avaient fait en effet recouvrer la connaissance à cet homme à qui ils ont procuré un sommeil de plusieurs heures, paisible, sans agitation ; après quoi il fut comme par enchantement rendu à la santé, il n'eut aucun souvenir de ce qui s'était passé depuis sa chute ; il conserva encore pendant quelques jours de la pesanteur et un léger mal de tête et aujourd'hui à notre grand étonnement, il retravaille à sa carrière.

J'ai l'honneur d'être,
Monsieur le Rédacteur,
Votre obéissant serviteur,

DOFFOIL.

# OBSERVATION

D'UNE

## HÉMORRAGIE UTÉRINE,

### AVANT L'ACCOUCHEMENT,

RÉSULTANT DU DÉCOLLEMENT DU PLACENTA INSÉRÉ SUR LE COL DE L'UTERUS.

Le fait suivant est si intéressant, sous le rapport de l'art des accouchemens et de la société, qu'il doit intéresser vivement : il est si neuf, si récent,
qu'il peut au moins en jaillir une étincelette en pratique et en théorie; il
a été suivi d'un succès si heureux et si inespéré, qu'il doit être pris pour
exemple ; car enfin, il faut admettre la vérité de quelque part qu'elle brille
et surgisse, dans tous les cas d'hémorragie utérine, avant et pendant l'accouchement, par suite de l'implantation du placenta sur l'orifice du col
utérin : accident des plus fâcheux, des plus déplorables et si souvent mortel,
par toutes les incessantes difficultés qu'éprouve le praticien dans son mode
d'opérer. En effet, lorsqu'une hémorragie, une perte utérine s'annonce avant
le travail de l'accouchement ou pendant qu'il a lieu par suite de la dilatation
du col utérin, d'où se décolle, se détache le placenta qui y est inséré, en
tout ou en partie, les vaisseaux de ce point de l'organe restent béants et
laissent écouler une plus ou moins grande quantité de sang; le repos, un air
frais, la position horisontale, des couvertures légères, des arrosemens fréquens, quelques branches d'arbre vertes que l'on humectera de temps en
temps, en triomphent souvent jusqu'à l'époque où des douleurs survenant
annoncent le commencement du travail de l'accouchement; cette perte alors
est ou modérée ou abondante : mais dans ce dernier cas, elle peut encore re-
doubler ; soit que les douleurs se soutiennent, s'éteignent ou même ne

viennent pas à naître, par la dilatation du col utérin et d'un décollement
du placenta sur une plus grande étendue ; l'accident alors est des plus malheureux, des plus désespérans : les douleurs, la dilatation du col qui en est
la suite, augmentent-elles d'intensité ; la perte devient d'autant plus abondante que l'orifice se dilate davantage et que la force du travail augmente.
Baudelocque n'a rencontré qu'un seul cas où la perte se fut arrêtée complètement, sur trente au moins dans lesquels le placenta était attaché au
col de la matrice ; mais ce cas, comme il le dit, n'est qu'une exception et
ne peut faire loi. Tout le monde est naturellement effrayé ; accoucheurs,
épouses, maris, parens, etc. C'est un des cas les plus graves de la chirurgie
obstitrique..........

Deux indications se présentent dans ces terribles momens : c'est l'instante
terminaison de l'accouchement, afin de sauver, s'il en est encore possible,
la mère et son enfant ; mais cette terminaison si désirée et qui devrait être
si prochaine, est souvent impossible avant l'épuisement, l'expiration des forces
de la mère ; car, si le col utérin est encore épais et l'orifice resserré, il y a impossibilité physique d'entrer dans l'utérus : il faut donc être plein d'anxiété, se ré-
signer nécessairement à attendre, quelle que soit l'abondance de la perte et l'imminence du danger qu'elle fait courir... Quel supplice !... Car si l'on s'obstinait
à terminer de suite l'accouchement, on risquerait de contondre, de déchirer et
d'enflammer le col de l'utérus, en lui faisant violence, et alors le remède
serait pire que le mal ! Il est vrai que quand l'orifice de l'utérus est complètement développé, disposé convenablement à l'accouchement, on en détache, dans les livres, on en détache le placenta d'un côté et autant qu'on
peut le reconnaître vers celui où son bord se rapproche le plus de l'orifice.
On déchire les membranes auprès de cette masse, et on plonge la main dans
leur cavité pour aller vite prendre les pieds de l'enfant et l'extraire ; car il
n'y a plus de temps à perdre ; ou bien ce qui ne laisse pas que d'être bien
effrayant encore, c'est de percer innocemment et sans doute comme pour
s'amuser, le placenta dans le milieu, soit avec un trocar, soit plus naturellement, avec le doigt, et de passer, en folâtrant, la main à travers pour
retourner l'enfant ; horrible procédé qui n'est rien moins que facile et sûr !
Cela fait mal en vérité ! Cependant l'hémorragie devenant de plus en plus
alarmante, il faut au plus vite procéder à l'accouchement : les auteurs sont
bien gentils, bien philantropes, sommeillent doucement, quand dans leurs
rêves, ils recommandent tant de prudence, tant de précautions, elles ne sont,
en effet, jamais inutiles ; mais pour me servir d'une expression triviale, les
plus embarrassés vraiment sont ceux qui tiennent la queue de la poële, et
surtout pourtant aussi ceux qui grillent : car en vérité tout cela n'est rien moins
que gai, aisé et sans péril. Quelle position cruelle pour la mère et pour l'ac-

coucheur! Quel affreux métier....! Il faut vite et de toute nécessité aller chercher les pieds, et *cependant il faut imiter cette lenteur que la nature a
coutume de mettre dans tous ses procédés, même les plus simples.* Oh!
mon dieu, oui; tout cela est si simple, si aisé, si beau, si facilement pra-
ticable en théorie, qu'il semblerait qu'on n'a qu'à glisser sur un chemin de
fer, et se faire un jeu de vaincre ces difficultés, que je conseillerais volontiers
à toutes les incapacités, si déjà elles ne pullulaient de beaucoup trop chez
nous, de s'y fourrer et de se livrer corps et biens à l'étude de la médecine,
dont la pratique leur révélera sans doute leur véritable vocation..... Mais
si les contractions de l'utérus se succèdent avec force et vivacité, et que la
tête se présente, s'engage, il n'en est, ni n'en serait pas toujours ici, comme
il arrive presque toutes les fois que le bras se présente à l'orifice de l'utérus,
que sa dilatation soit complète et qu'il soit possible dans l'intervalle, l'intermittence des contractions, d'aller chercher et d'amener les pieds; car il m'est
arrivé à Virginy (Marne) dans un cas semblable où l'enfant était, comme c'est
assez ordinaire alors, en compensation de tant de cruelles angoises,
petit, chétif, que la tête s'est engagée et avait dépassé le détroit supérieur,
sans qu'il fût possible de la repousser et puis à quoi bon alors! Il me paraît
plus plausible en cette circonstance, comme je l'ai fait dans la commune
dont je viens de parler, auprès de M^me Parmentier, de maintenir fortement
collée avec la main, la délivrance sur les parois de l'utérus, jusqu'à ce que
la tête arrivant pour la remplacer vienne terminer ces funestes et trop communs accouchemens.

J'arrive, après ces préliminaires indispensables, parceque n'écrivant pas
seulement pour les gens de l'art, je dois tâcher d'être entendu de tous mes
lecteurs, à l'observation que j'ai promise; que je crois une heureuse trou-
vaille pour l'art et la société, et au-dessus, ce me semble, de tant de nul-
lités, nouvelles ou anciennes, mais souvent rajeunies, corrigées et augmentées
et parfois néanmoins si vantées et si prônées!

Madame Charbeaux de Dun-sur-Meuse, âgée de 33 ans, d'une complexion
faible, enceinte pour la 12.^e fois, était au terme de sa grossesse, quand le
9 juin 1837, en allant se promener dans sa vigne qui n'était pas éloignée
de sa maison, elle ressentit tout-à-coup quelques douleurs lombaires et utérines qui furent immédiatement suivies d'un écoulement d'une grande quantité
de sang, qui ne s'arrêta qu'après qu'elle fut rentrée chez elle. Le 10, apparition de nouvelles douleurs qui décidèrent la rupture des membranes
et l'écoulement continuel des eaux, ce jour-là et le suivant pendant lesquels
l'hémorragie ne reparut pas. Le 12, six heures du matin, il se manifesta de
nouveau, sans être précédée de douleurs, une hémorragie utérine, extrêmement abondante accompagnée et suivie de grandes faiblesses. Je ne vis

la malade que de 10 à 11 heures du matin, je trouvai son lit baigné de sang
en caillot, il n'y avait point de douleurs, le col utérin était un peu dilaté,
assez humide et souple ainsi que les parties de la génération qui servent à
l'accouchement, le placenta qui en était décolé à l'orifice, facilement recon-
naissable au toucher, était encore assez fortement attaché à son pourtour,
l'enfant dont cette femme sentait battre les mouvemens, se sentait distincte-
ment à travers les parois de la matrice présentant la tête; je crus qu'il était
inutile et indiscret de pousser plus loin mes investigations. La sage femme
avait déjà employé tous les moyens hygiéniques, indiqués en pareille circonstance , je prescrivis des boissons froides , un mélange des sirops
d'orange et d'acide tartarique dans de l'eau fraiche, du vin vieux coupé
et quelques consommés : la perte se modérait, cessait, puis se renouvelait
toujours avec absence de douleurs, la faiblesse était extrême; on était obligé
de lui faire respirer légèrement de l'alcali volatil : vers les 7 heures du soir
augmentation également sans douleur de la dilatation du col de l'utérus,
décollement plus considérable du placenta des parois de la partie de cet organe, une hémorragie plus abondante et des faiblesses, des syncopes incessantes. A 8 heures, après qu'elle fut administrée, on la crut morte, toutes les
personnes étaient en pleurs à l'entour d'elle, sans qu'elle entendit, sans
qu'elle s'aperçut, et se ressouvint de rien. Que me restait-il donc à faire
dans une aussi fâcheuse, une aussi poignante conjoncture? J'avais vainement
attendu des douleurs, partant une dilatation plus grande de l'orifice de l'u-
térus qui me permit au moins d'introduire la main dans cet organe et aller
chercher alors et ramener les pieds, vaille que vaille, comme c'est le grand
précepte, aux risques et périls de me voir cette malheureuse périr entre les
mains. Elle baignait dans son sang, elle se mourait! J'aurais déjà prescrit le
seigle ergoté, mais outre que j'ai pu me convaincre de son inutilité, toutes
les fois que j'en ai fait usage; ce médicament que l'on a été en fouillant dans
le petit Albert, extraire de la plus pauvre des mines est dégoutant et fatigue
l'estomac qui ne peut souvent même le supporter. Cette vilaine poudre n'est
en vérité rien moins qu'obstréticale et anti-hémorragique. Je crus devoir alors
recourir au tamponnement, quoiqu'il soit encore indiqué comme en l'air,
par les auteurs qui ne l'ont jamais ou mal essayé, et qui le croyent plus que
douteux. Mais dans une position aussi grave et aussi périlleuse, j'aimai mieux
tenter un moyen donné comme trop incertain, plutôt que de me borner
au rôle de simple spectateur de la mort; il m'importait alors assez peu que
tous les praticiens fussent convaincus de son inutilité ou de son peu d'effet,
et qu'en supposant, que dans le cas où il pourrait arrêter l'hémorragie, en
déterminant la formation d'un caillot qui adhérerait au placenta, lorsque
l'orifice de l'utérus n'est pas assez ouvert pour permettre l'expulsion du fœtus

ou l'introduction de la main, l'hémorragie dut nécessairement et infailliblement se renouveler lorsque les contractions utérines recommenceraient et augmenteraient la dilatation du col, et que l'emploi de ce moyen n'est qu'un rêve tout au plus proposable en théorie.

Je pensai bien qu'une espèce de bouchon ou de pessaire, fait de filasse bien fine, de charpie imbibée d'eau froide ou de vinaigre, d'agaric ou d'amadou, n'empêcherait pas l'hémorragie de résister à des moyens aussi faibles, aussi puérilement, aussi mal calculés et qu'elle devrait toujours nécessairement et infailliblement en triompher, qu'il était instant et de toute nécessité de soutenir alors fortement l'utérus, non point avec un tampon aussi insignifiant, aussi illusoire que celui qu'ont raison de donner comme douteux, ne sachant plus que dire, les auteurs; mais en introduisant comme je l'ai fait dans les parties humides, et disposées comme dans un travail préparatoire d'accouchement, un tampon solide qui soutienne l'utérus et puisse résister jusqu'à un certain point, naturellement et justement calculé, à ses violentes contractions, formé de longues mèches d'un fort chanvre mâle, dont l'odeur était très-pénétrante, après les avoir préalablement trempées dans de l'eau fraiche, je les roulais au fur et à mesure de leur introduction, jusqu'au volume d'un moyen œuf, dont j'en tapissai le col de l'utérus dilaté et tout le fond du vagin, je les fis se suivre successivement en les serrant l'une contre l'autre avec beaucoup de force, jusqu'à ce qu'ayant atteint le nombre 9, elles remplissaient tout le canal vulvo–utérin jusqu'à son orifice externe: je couvris les cuisses de serviettes trempées dans de l'eau fraiche, etc. Le sang s'arrêta instantanément, la malade avait encore d'effrayantes et itératives, syncopes qui diminuèrent au bout d'une heure; finirent ensuite entièrement, et furent suivies d'un sommeil assez tranquille et réparateur. De 10 à 11 heures du soir le pouls s'était relevé, il y avait une douce chaleur de tout le corps; le sang n'avait plus reparu, et les forces aidées d'un léger vermicelle et de quelques potions de bon vin vieux, revenaient. La nuit fut calme et bonne. Cette femme eut envie d'uriner le matin, elle craignait de ne pouvoir le faire, mais je la rassurai..... A six heures des douleurs eurent lieu, point de dérangement des pièces du tampon, mais je fus bien agréablement surpris, quand le sang, cet épouvantail des auteurs, que ne devait pas manquer de reparaître avec la dilatation du col utérin, quand même un caillot aurait d'abord été formé, et qui triompherait nécessairement du tampon, qu'ils assuraient n'être proposable qu'en théorie, ne reparut plus malgré leurs inquiétantes assertions. Je renonçai alors à suivre les indications ordinaires, et je fus assez heureusement inspiré pour conserver l'assemblage de mes tampons, puisque l'hémorragie ne reparaissait pas, les douleurs se soutenaient, mais à dix heures elles devinrent vives et fréquentes, la tête pressait avec force contre le corps étranger qui sans doute stimulait encore l'utérus et résistait à ses efforts, mais à chaque contraction, on le sentait roide, tendu et fesant bomber les parties à chaque mouvement progressif de la tête de l'enfant. A 10 heures un quart, la première boulette parut à la vulve, et sortit, les autres sortaient successivement en même-temps que les contractions avaient lieu ; enfin, toute cette scène de perplexités et d'angoises se termina à onze heures et un quart, quand après avoir senti entre les deux dernières boulettes qui restaient encore, la tête de l'enfant qui franchissait l'orifice externe du vagin, pour paraître à la vulve, et qu'une forte et dernière douleur expulsa avec la délivrance qui était entièrement décollée et flotante sur le col de l'enfant qui était petit, mais vivant et viable. De nouvelles contractions eurent lieu, aidées encore de frictions avec les mains fraiches sur l'hipogastre et de quelques légères aspersions d'eau froide ; l'utérus revint de suite sur lui-même, sans que nous ayons vu de sang, rien n'entrava les suites de couche de cette femme qui n'eut même pas une seule tranchée, et aujourd'hui elle se porte à merveille ainsi que son petit enfant.

Ainsi, le tamponnement, moyen inusité encore dans cette circonstance si fâcheuse, dont la réussite ne peut être révoquée en doute ; car toute la petite ville de Dun, qui s'intéressait vivement à cette mère de famille, en a été témoin, en l'applaudissant, est un nouveau bienfait ; une heureuse et humble conquête de l'art, on n'aura plus besoin dorénavant d'attendre la dilatation du col de l'utérus pour faire des manœuvres toujours périlleuses, lorsque les femmes sont déjà épuisées et presque mourantes. On tamponnera de suite et de prime abord, comme je ne l'ai tenté même que trop tard, d'après le doute de son insuccès, en m'en rapportant aux ouvrages d'accouchemens les mieux connus et les plus classiques ; on abandonnera donc à la nature et on rendra simple, naturel, un accouchement regardé comme le plus commun et le plus funeste de ceux contre-nature. On sauvera par ce moyen la mère et l'enfant, et il fera qu'il ne sera plus besoin d'aller chercher les pieds, ce qui n'est pas toujours possible et sans danger, ou bien d'aller chercher, accrocher avec les fers une tête vacillante encore au détroit supérieur, moyens extrêmes et si souvent périlleux en cette triste et fatale circonstance, où les plus célèbres accoucheurs peuvent échouer et se briser contre tant d'écueils. On ne sera plus effrayé d'une hémorragie si souvent mortelle, et il fera que ce qui était si terrible dans notre art, ce qui était si poignant pour l'accoucheur et la société, que l'insertion du placenta sur l'orifice du col utérin, accident des plus fâcheux, des plus désespérans où l'art et la nature comblaient jusqu'alors conspirer contre les femmes, chez qui cette malheureuse et funeste disposition se rencontrait, n'en sera plus qu'une bagatelle de l'une, un jeu et un jouet de l'autre. Et cette heureuse et facile pratique du tamponnement

qui conservera à la société, comme on peut le dire avec une vérité, exacte,
mathématique, tant d'enfans et de personnes du beau séxe, dont elle fait l'or-
-nement le plus enchanteur, datera de la touchante et glorieuse entrée en
France, et de l'heureux hymen de notre Auguste Princesse Royale Hélène.

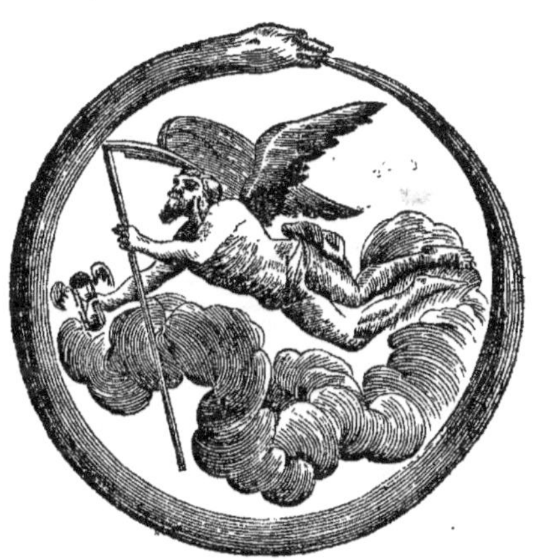

VERDUN. IMPRIMERIE DE LIPPMANN.

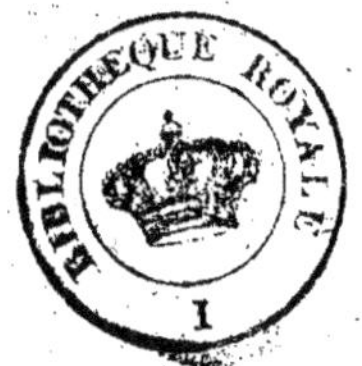